MiQ 28/2008

1. Auflage

H. Mauch A. Podbielski M. Herrmann E. Kniehl (Hrsg.)

MiQ

Mikrobiologisch-infektiologische Qualitätsstandards (MiQ)
Qualitätsstandards in der mikrobiologischen-infektiologischen Diagnostik

Im Auftrag der Deutschen Gesellschaft für Hygiene und Mikrobiologie (DGHM)
Expertengremium Mikrobiologisch-infektiologische Qualitätsstandards (MiQ)

ELSEVIER
URBAN & FISCHER

URBAN & FISCHER
München • Jena

MiQ 28 2008

Hochpathogene Erreger – Biologische Kampfstoffe

Teil III

Viren: Virale Pferdeenzephalitis, Enzephalitis, Meningitis, Hämorrhagische Fieberviren, Influenza und AIV-Zoonose

Wissenschaftliche Koordination:
Alexander S. Kekulé

Autoren:
Sascha Al Dahouk (Kap. B 2)
Carsten Bartling (Kap. B 1)
Wolfgang Beyer (Kap. B 1)
Gerhard Dobler (Kap. C 2, C 3)
Bernhard Fleischer (Kap. B 8)
Dimitrios Frangoulidis (Kap. B 6)
Ralf M. Hagen (Kap. B 4)
Klaus Henning (Kap. B 6)
Alexander S. Kekulé (Abschnitt A, Kap. B 5, C 5, D 1)
Peter Kimmig (Kap. B 6)
Hermann Meyer (Kap. C 7)
Heinrich Neubauer
(Kap. B 1, B 2, B 3, B 4, B 7, B 9)
Albrecht Oehme (Kap. B 5)
Martin Pfeffer (Kap. C 1)
Andreas Podbielski (Kap. D 2)
Alexander Rakin (Kap. B 7, B 9)
Konrad Sachse (Kap. B 5)
Herbert Schmitz (Kap. C 4, C 6)
Wolf D. Splettstoesser (Kap. B 7)
Lisa D. Sprague (Kap. B 3, B 4)
Herbert Tomaso (Kap. B 9)
Christiane Wagner-Wiening (Kap. B 6)
Roman Wölfel (Kap. B 8, C 1)
Pia Zimmermann (Kap. C 7)

ELSEVIER
URBAN & FISCHER

URBAN & FISCHER
München • Jena

Das Loseheftwerk **MiQ, Mikrobiologisch-infektiologische Qualitätsstandards** löst die früher als Loseblattwerk erschienenen „Verfahrensrichtlinien für die mikrobiologische Diagnostik“ der DGHM ab.
Da trotz aller Bemühungen der Autoren Fehler, Missverständnisse oder nicht korrekt formulierte Aussagen unvermeidlich sind, bitten wir Sie um **Zusendung Ihrer Kritik und Stellungnahmen an das Sekretariat MiQ-DGHM,** damit Ihre Vorschläge nach Diskussion in der Expertengruppe in eine eventuelle Neuauflage eingearbeitet werden können.

MiQ 28: Hochpathogene Erreger – Biologische Kampfstoffe, Teil III

Autoren:
Sascha Al Dahouk (Kap. B 2)
Carsten Bartling (Kap. B 1)
Wolfgang Beyer (Kap. B 1)
Gerhard Dobler (Kap. C 2, C 3)
Bernhard Fleischer (Kap. B 8)
Dimitrios Frangoulidis (Kap. B 6)
Ralf M. Hagen (Kap. B 4)
Klaus Henning (Kap. B 6)
Alexander S. Kekulé (Abschnitt A, Kap. B 5, C 5, D 1)
Peter Kimmig (Kap. B 6)
Hermann Meyer (Kap. C 7)
Heinrich Neubauer (Kap. B 1, B 2, B 3, B 4, B 7, B 9)
Albrecht Oehme (Kap. B 5)
Martin Pfeffer (Kap. C 1)
Andreas Podbielski (Kap. D 2)
Alexander Rakin (Kap. B 7, B 9)
Konrad Sachse (Kap. B 5)
Herbert Schmitz (Kap. C 4, C 6)
Wolf D. Splettstoesser (Kap. B 7)
Lisa D. Sprague (Kap. B 3, B 4)
Herbert Tomaso (Kap. B 9)
Christiane Wagner-Wiening (Kap. B 6)
Roman Wölfel (Kap. B 8, C 1)
Pia Zimmermann (Kap. C 7)

Sekretariat MiQ – DGHM:
Deutsche Gesellschaft für Hygiene und Mikrobiologie (DGHM)
Institut für Hygiene und Mikrobiologie
der Universität Würzburg
E-Mail: nmaltzahn@hygiene.uni-wuerzburg.de

und/oder

Prof. Dr. med. H. Mauch
Institut für Mikrobiologie und Immunologie
Helios Klinikum Emil von Behring
E-Mail: harald.mauch@helios-kliniken.de

Anschrift des Verlags:
Elsevier GmbH
Urban & Fischer Verlag
Lektorat Medizin
Ursula Jahn, M.A.
Karlstraße 45
80333 München
E-Mail: u.jahn@elsevier.com

Bibliografische Information der Deutschen Nationalbibliothek
Die Deutsche Nationalbibliothek verzeichnet diese Publikation in der Deutschen Nationalbibliografie; detaillierte bibliografische Daten sind im Internet über http://dnb.d-nb.de abrufbar.

04 05 06 07 08 5 4 3 2 1

Planung und Lektorat: Ursula Jahn, M.A., München
Redaktion: Petra Stenger, Penzing
Herstellung: Dietmar Radünz, München
Satz: abavo GmbH, Buchloe
Druck und Bindung: Laupp & Göbel, Nehren
Umschlaggestaltung: SpieszDesign, Neu-Ulm
Ringbücher: Mühlhäusler Plastik- und Papierverarbeitung, Riederich

Printed in Germany
ISBN-13: 978-3-437-22628-1

Aktuelle Informationen finden Sie im Internet unter www.elsevier.de und www.elsevier.com

C Viren

MiQ-Heft 28

MiQ-Heft 29

1 Alphaviren (Virale Pferdeenzephalitis)

Martin Pfeffer, Roman Wölfel

Drei hochpathogene Enzephalitisviren des Pferdes aus dem Genus Alphavirus sind auch für den Menschen bedeutsam: Das Virus der Östlichen Pferdeenzephalitis (Eastern equine encephalitis virus, EEEV), das Virus der Westlichen Pferdeenzephalitis (Western equine encephalitis virus, WEEV) und das Venezuelanische Pferdeenzephalitis-Virus (Venezuelan equine encephalitis virus, VEEV).

In diesem Abschnitt wird VEEV als w***ichtigster Vertreter der Enzephalitis verursachenden Alphaviren*** exemplarisch näher beschrieben.

1.1 Eigenschaften des Erregers

Der Erreger der Venezuelanischen Pferdeenzephalitis (Venezuelan equine encephalitis, VEE) gehört zur Gattung der Alphaviren innerhalb der Familie *Togaviridae*. Es handelt sich um ein RNA-Virus, dessen einzelsträngiges Plusstrang-Genom etwa 11.400 Nukleotide umfasst, mit den für Alphaviren typischen Strukturgenen:

5' – C – E3 – E2 – 6K – E1 – 3'

Das mit ca. 60 nm Durchmesser relativ kleine Virion besitzt eine Lipidhülle, in der die viralen Hüllproteine E1 und E2 eingelagert sind.

Nach bisheriger Nomenklatur sind sechs Subtypen I–VI des VEEV bekannt, die sich in ihrer Verbreitung, Ökologie und Virulenz unterscheiden. Subtyp I wird weiter unterteilt in die serologisch definierten Varianten (Serotypen) IA/B, IC, ID und IE und IF, von Subtyp III existieren die Varianten IIIA–IIIC.

Die Subtypen IA/B und IC sind für Menschen und Equiden (Pferdeartige) hochpathogen (Letalität bei Pferden ca. 90%) und waren in der Vergangenheit immer wieder für ausgedehnte Epizootien in Süd-, Mittel- und Nordamerika verantwortlich. Die Subtypen ID, IE und IF sowie die Subtypen II–VI werden hingegen immer wieder in begrenzten Enzootien isoliert [227, 228]. Im Gegensatz zu den epizootischen Varianten sind von den enzootischen Varianten nur wenige für Menschen und Equiden pathogen.

In der seit Dezember 2004 gültigen neuen taxonomischen Einordnung [229] werden **nur noch die Subtypen IAB, IC, ID und IE als „VEE-Virus" bezeichnet**, während die anderen Subtypen und Varianten des VEE-Antigenkomplexes mit eigenen Speziesnamen belegt wurden (Tab. 28). Im Folgenden wird die neue Nomenklatur verwendet.

Die **Tenazität** von VEEV in der Umwelt ist gering. Je nach Feuchtigkeit, Temperatur und Lichteinwirkung ist das Virus in weniger als einer Stunde inaktiviert oder kann, etwa unter optimalen Kühlschrankbedingungen, bis zu einigen Wochen infektiös bleiben.

VEEV ist wie alle Togaviren mit einer Glykoprotein-Lipidhülle umgeben und daher bereits durch milde Detergenzien (z.B. 1% Triton) inaktivierbar. ***Für die* Desinfektion *(Instrumente, Flächen, Hände) sind Mittel mit dem Wirkbereich B zu fordern*** [106]. Als nächstverwandte Viruskontrolle ist das Rötelnvirus (Genus Rubivirus, *Togaviridae*) geeignet. Aldehydhaltige, alkoholische und tensidhaltige Desinfektionsmittel sowie Laugen („bleach") der aktuellen (14.) Liste der vom RKI geprüften Desinfektionsmittel und -verfahren werden von verschiedenen Herstellern angeboten. **Desinfektionsmittelresistenzen *sind nicht bekannt.*** Auch eine thermische Behandlung als Dampfdesinfektionsverfahren (mind. 75 °C über 30 min) vernichtet VEE-Viren verlässlich.

Tabelle 28: Wichtige Eigenschaften der Viren im VEE-Antigenkomplex

Spezies	Subtyp	Übertragungszyklus	Letalität bei humanen Infektionen	Letalität bei equinen Infektionen	Vektor
VEE-Virus	IAB	Epizootisch	< 1%	20–80%	*Ochlerotatus* spp., *Psorophora* spp.
VEE-Virus	IC	Epizootisch	< 1%	20–80%	*Ochlerotatus* spp., *Psorophora* spp.
VEE-Virus	ID	Enzootisch, nördliches Mittel- und Südamerika	Einzelfälle	nein	*Culex (Mel.)* spp.
VEE-Virus	IE	Enzootisch, Mittelamerika	Einzelfälle	ja	*Culex (Mel.) taeniopus*
Mosso das Pedras	IF	Enzootisch, südliches Brasilien	nicht bekannt	nicht bekannt	nicht bekannt
Everglades	II	Enzootisch, Florida, USA	Einzelfälle	nicht bekannt	*Culex cedecei*
Mucambo	IIIA	Enzootisch, nördliches Südamerika	Einzelfälle	nicht bekannt	*Culex portesi*

Tabelle 28: Wichtige Eigenschaften der Viren im VEE-Antigenkomplex (Fortsetzung)

Spezies	Subtyp	Übertragungs-zyklus	Letalität bei humanen Infektionen	Letalität bei equinen Infektionen	Vektor
Tonate	IIIB	Enzootisch, Französisch Guyana	Einzelfälle	nicht bekannt	Vogelwanzen, *Culex, Mansonia, Coquillettidia* spp.
71D-1252	IIIC	Enzootisch, östliches Brasilien	nicht bekannt	nicht bekannt	nicht bekannt
Pixuna	IV	Enzootisch, östliches Brasilien	nicht bekannt	nicht bekannt	nicht bekannt
Cabassou	V	Enzootisch, nördliches Brasilien	nicht bekannt	nicht bekannt	nicht bekannt
Rio Negro	VI	Enzootisch, Argentinien	nicht bekannt	nicht bekannt	nicht bekannt

Mel. = Melanoconion

1.1.1 Epidemiologie und Übertragungswege

a) VEEV

In* Endemiegebieten *wird VEEV (Subtypen ID und IE) ***durch Culex-Stechmücken*** (Subgenus *Melanoconion*) ***zwischen kleinen Nagetieren übertragen*** (sylvatischer Übertragungszyklus). ***Der Mensch kann sich infizieren, wenn er im Naturherd von infizierten Vektoren gestochen wird.*** Mensch und Pferd sind jedoch Sackgassenwirte, die bei endemischen Subtypen keine hochtitrigen Virämien entwickeln und somit nicht zur Aufrechterhaltung des Übertragungszyklus beitragen können.

Das* epidemische Krankheitsgeschehen** (nur VEEV-Subtypen IAB und IC) ***unterscheidet sich wesentlich von diesem endemischen Zyklus. Durch Übertragung des Erregers auf Equiden kommt es zu einer massiven Vermehrung und raschen Ausbreitung. Auch die infizierten Menschen entwickeln hochtitrige Virämien, die zur Infektion neuer Stechmücken ausreichen. Mensch und Pferd sind somit Amplifikatoren während einer Epidemie bzw. Epizootie.

Das Reservoir dieser epidemieauslösenden VEEV-Subtypen ist nicht bekannt. Analysen der Genomsequenz ergaben eine hohe Ähnlichkeit von endemischen und epidemischen Virusstämmen einer Region. Dies führte zur Hypothese der Entstehung epidemischer Varianten in Endemiegebieten durch genetischen Drift [230, 231]. Neuere Untersuchungen deuten darauf hin, dass die beteiligten epidemischen Subtypen sich speziell an *Ochlerotatus* (früher *Aedes*) *taeniorhynchus* adaptiert haben [229, 232].

b) EEEV

EEEV kommt im östlichen Nordamerika von der Kanadischen Provinz Quebec bis Florida vor. Westlich des Mississippi sind wenige Naturherde in Minnesota, South Dakota und Texas beschrieben. Das Verbreitungsgebiet von EEEV korreliert in Nordamerika mit dem Vorkommen der Stechmücke *Culiseta melanura*, dem hauptsächlichen Virus-Überträger und -Reservoir. Neben verschiedenen Staaten ***Mittelamerikas*** wurde EEEV auch in der ***Karibik*** (Jamaika und Hispaniola) isoliert. In ***Südamerika*** kommt EEEV in Guyana, Venezuela, Ecuador, Kolumbien, Brasilien, Peru und Argentinien vor.

In den gemäßigten Klimabereichen wird EEEV während der warmen Sommermonate in einem endemischen Übertragungszyklus zwischen Vögeln (v.a. sperlingsartige) und Stechmücken übertragen und kann hier bei günstigen Bedingungen eine hohe Prävalenz innerhalb der Stechmückenpopulation erreichen. Der Hauptüberträger *Culiseta melanura* lebt in bewaldeten, feuchten Gegenden. Die vom Vektor benötigten Feuchtbiotope werden zunehmend auch durch Renaturierungsmaßnahmen für die Freizeitgestaltung in der Peripherie großer Städte geschaffen. ***Gegen Ende des Sommers tendiert C. melanura dazu, das Spektrum seiner Blutquellen zu erweitern und sticht dann vermehrt kleine Säugetiere, Pferde und Menschen.*** Auch können andere Stechmückenarten, sog. opportunistische „Brückenvektoren" (*Aedes*- und *Coquillettidia*-Stechmücken), das Virus bei Vögeln aufnehmen und auf den Menschen übertragen. Bedingt durch die milden Winter, können die ersten Fälle von EEE in Florida schon im März/April auftreten. An der südlichsten Spitze Floridas ist aufgrund des warmen Klimas eine Übertragung von EEEV das ganze Jahr möglich.

c) WEEV

WEEV kommt in den Great Plains im westlichen Nordamerika vor. Das Verbreitungsgebiet ist an das Vorkommen des Vektors *Culex tarsalis* gebunden. In Mittelamerika wurde WEEV bislang nur in ***Mexiko*** (Bundesstaat Veracruz) beschrieben. Serologische Untersuchungen in verschiedenen Staaten Mittelamerikas ergaben keinerlei Hinweise auf eine Aktivität von WEEV. In Südamerika ist WEEV in ***Guyana, Ecuador, Brasilien, Uruguay und im nördlichen Argentinien*** beschrieben.

WEEV wird in den gemäßigten Klimabereichen, ebenso wie EEEV, während der warmen Sommermonate zwischen Vögeln und Stechmücken endemisch übertragen. Der Hauptvektor *Culex tarsalis* sticht gegen Ende des Sommers vermehrt kleine Säugetiere, Pferde und Menschen. Auch andere Stechmückenarten können als Brückenvektoren fungieren und Menschen infizieren.

Tabelle 29: Übertragungswege von VEEV, EEEV und WEEV

Prinzipieller Übertragungsweg	Details des Übertragungsweges	Natürliche Übertragung	Laborübertragung
Kontakt			
	Haut, Bindehaut	knv	knv
	Ingestion	knv	knv
Aerogen			
	Aerosol	knv	✓
	Staub	knv	knv
Inokulation			
	Vektoren	✓	✓
	Verletzung	✓	✓
	Iatrogen	∅	✓

Interindividueller Übertragungsweg	Art der Übertragung	Natürliches Vorkommen dieser Übertragung
Mensch zu Mensch		
	Kontakt	knv
	aerogen	knv
Tier zu Mensch		
	Kontakt	knv
	aerogen	knv

✓(kommt vor); knv (kommt nicht vor); p (plausibel, aber bisher nicht beschrieben); ∅ (entfällt)

1.2 Krankheitsbild, Therapie und Prophylaxe

Das klinische Bild bei menschlichen VEE-Virusinfektionen beginnt nach einer **Inkubationszeit** ***von meist 2–6 Tagen*** (selten bis zu 15 Tagen). Die Erkrankung setzt akut ein, mit schwerem Krankheitsgefühl, Abgeschlagenheit, Fieber, Kopfschmerzen, Gelenk- und Muskelschmerzen. Teilweise treten auch Übelkeit, Erbrechen, Husten und Durchfälle auf. An diese 24–72 h dauernde Akutphase schließt sich in unkomplizierten Fällen eine Genesungsphase von bis zu 3 Wochen an.

Bei etwa 0,5% der erkrankten Erwachsenen und bis zu 4% der erkrankten Kinder kommt es jedoch zu einem **enzephalitischen Verlauf.** Dieser ist durch Lethargie, Zittern, Schläfrigkeit und Verwirrtheitszuständen gekennzeichnet. Eine Mitbeteiligung der Hirnhäute (Meningoenzephalitis) ist möglich. Bei schweren Verläufen können herdförmige oder generalisierte Krampfanfälle auftreten.

Je nach geographischer Lage müssen zahlreiche **Differenzialdiagnosen** in Betracht gezogen werden. An erster Stelle stehen andere virale Enzephalitiserreger wie Flaviviren, Herpesviren oder die Gruppe der kalifornischen Enzephalitisviren (Genus Orthobunyavirus). Weiterhin in Frage kommen Toxoplasmose, Histoplasmose, Brucellose, Leptospirose, Neuroborreliose, Tollwut, Katzenkratzkrankheit oder auch Malaria. Auch nicht-infektiöse Ursachen können enzephalitische Symptome vortäuschen.

Die* Letalität *der VEEV-Enzephalitis liegt bei etwa 10% für Erwachsene (EEEV: 50–75%, WEEV: < 5%). Bei Kindern sind tödliche Verläufe mit 35% noch häufiger. VEEV kann die Plazentaschranke überwinden, eine Infektion der Schwangeren kann zur Enzephalitis beim Ungeborenen führen.

Eine kausale antivirale **Therapie** ist nicht bekannt. Die Allgemeinsymptome können mit nicht-steroidalen Antiphlogistika symptomatisch behandelt werden. Patienten, die eine Enzephalitis entwickeln, benötigen u.U. Medikamente gegen zentralnervös bedingte Krampfanfälle (Antiepileptika, Benzodiazepine). Der Flüssigkeits- und Elektrolythaushalt ist zu stabilisieren.

Eine Isolierung ist nicht erforderlich, da keine Übertragung von Mensch zu Mensch auftritt (Ausnahme: Inokulation von Blut während der virämischen Phase). Ein Insektenschutznetz ist jedoch zu installieren, damit nicht weitere Stechmücken das Virus am Patienten aufnehmen können.

Da natürliche Alphavirusinfektionen des Menschen ausschließlich durch blutsaugende Vektoren übertragen werden, ist ***eine effektive* Expositionsprophylaxe *der wirksamste Schutz vor Ansteckung.*** Dies beinhaltet das Tragen entsprechender Kleidung, Verwendung von Moskitonetzen und Repellents.

Derzeit stehen keine **Impfstoffe** für die Anwendung am Menschen zur Verfügung.

Zwei für Pferde zugelassene Impfstoffe (TC-83 und C-84) wurden zeitweilig am Menschen erprobt. TC-83 ist ein attenuierter Lebendimpfstoff gegen Subtyp IAB. Der zweite Pferdeimpfstoff, C-84 (Triple-ET, Fort Dodge), besteht aus mit Formalin inaktiviertem TC-83. Dieser Totimpfstoff ist weniger immunogen und nicht zur Erstimpfung geeignet. Sowohl TC-83 als auch C-84 haben die Anforderungen der amerikanischen Zulassungsbehörde für die Anwendung am Menschen nicht erfüllt und sind als humane Impfstoffe nicht mehr verfügbar.

Neuere Bestrebungen, einen wirksamen und sicheren Impfstoff zum Schutz gegen VEE zu entwickeln, basieren auf gentechnisch hergestellten, sog. infektiösen cDNA-Klonen. Diese konstruierten VEE-Viren wurden schon als Vektorvakzine im Tiermodell getestet und haben sich dort als sicher und wirksam erwiesen [233].

1.3 Risikobewertung und Besonderheiten als BT-Agens

VEEV (sowie EEEV und WEEV) ist in die **Risikogruppe 3** gemäß BioStoffV eingestuft (s. Kap. A 3.1). Sofern sich im Rahmen der unter der Schutzstufe 2 durchgeführten Routinediagnostik – insbesondere in der Zellkultur – ein Verdacht auf einen dieser Erreger ergibt, ist die Arbeit unter der Schutzstufe 3 fortzusetzen oder das Material an ein spezialisiertes Labor weiterzuleiten.

Das **Laborpersonal** ***ist insbesondere bei versehentlicher Aerolisierung des Erregers gefährdet (z. B. Zentrifugenhavarie), da VEEV sehr effektiv aerogen über die Atemwege übertragen wird*** (s. u.).

Eine Infektion des **Klinikpersonals** ist theoretisch durch parenterale Inokulation von Blut virämischer Patienten möglich. Da dieser Infektionsweg durch konventionelle Vorsichtsmaßnahmen vermieden werden kann, ist eine Isolierung der Patienten nicht erforderlich.

Die CDC haben alle drei Pferdeenzephalitisviren (VEEV, EEEV, WEEV) der **Kategorie B** potenzieller biologischer Kampfstoffe zugeordnet. Jedoch wurde bislang nur VEEV als biologischer Kampfstoff erprobt.

Von 1950–1969 war VEEV Gegenstand intensiver Militärforschung im Rahmen der **Biowaffenprogramme** der UdSSR und vor allem der USA. Es gelang, einen Kampfstoff als sog. „incapacitating agent“ zu entwickeln und auch zu munitionieren.

VEEV ist aus mehreren Gründen als Biowaffe geeignet. Das Virus kommt natürlicherweise in vielen Gebieten Südamerikas vor und führt dort auch immer wieder zu Ausbrüchen in Naturherden. Dies würde die Differenzierung eines Kampfstoffeinsatzes von einer natürlichen Epidemie erschweren.

VEEV lässt sich einfach in gängigen Zellkulturen züchten, zu großen Mengen vermehren und ist im Vergleich zu anderen viralen Kampfstoffen leicht im Labor zu handhaben. Die entscheidende Eigenschaft des VEEV, die für die Kampfstoffentwicklung maßgeblich war, ist jedoch seine Übertragbarkeit als Aerosol. So wurden allein im Rahmen der Erforschung des Erregers bisher über 150 Laborinfektionen – die meisten durch Tröpfcheninfektion – beschrieben [13]. Diese hohe Zahl lässt ebenfalls Rückschlüsse auf die schwache protektive Wirkung des damals verwendeten Impfstoffes TC-83 schon unter Laborbedingungen zu. In diesen Fällen, wie auch bei der Ausbringung als Kampfstoffaerosol, erfolgt die Infektion direkt über die Riechfasern der Nase und es kommt entlang des Riechnervs zentripetal zur Infektion des ZNS.

Auch nach dem offiziellen Ende der Biowaffenprogramme der UdSSR und der USA und der Vernichtung aller munitionierten Bestände sind die Enzephalitis auslösenden VEEV-Subtypen als mögliche biologische Bedrohung anzusehen. Mit molekularbiologischen Methoden kann das Genom des VEEV nahezu beliebig manipuliert werden. So wurden beispielsweise gentechnisch chimäre Viren hergestellt, die aus VEEV und einem weiteren Alphavirus, dem Sindbis-Virus, bestehen [233]. Es ist auch denkbar, dass durch Einfügen fremder Gene für Toxine oder Zytokine noch erheblich gefährlichere Krankheitserreger aus einzelnen Alphaviren entwickelt werden könnten.

Meldepflicht

Die ***equinen Enzephalitisviren*** und ***die durch diese hervorgerufenen Erkrankungen des* Menschen *stehen nicht auf der Liste der meldepflichtigen Krankheiten*** (§ 6 Abs. 1 Nr. 1 IfSG). Nach Auffassung der Autoren handelt es sich bei der durch Alphaviren hervorgerufenen Enzephalitis des Menschen jedoch um eine „bedrohliche Krankheit" im Sinne von § 6 Abs. 1 Nr. 5a IfSG, sodass ***eine Meldung dringend empfohlen*** wird.

Bei **Tieren** (Equiden) sind gem. § 9 TierSG alle Formen der Pferdeenzephalomyelitis **anzeigepflichtig** bei Krankheitsverdacht oder -ausbruch sowie bei Erregernachweis.

1.4 Probengewinnung und Transport

Als **Patientenmaterial** sind Vollblut, Serum und Liquor geeignet (Tab. 30). Zur Post-mortem-Untersuchung sollten vor allem das Gehirn, aber auch innere Organe wie Lunge, Leber, Milz und Herz für den Antigennachweis gewonnen werden.

Im Verlauf einer Epidemie erkranken i.d.R. Equiden vor den Menschen. Bei den **Tieren** können Virusnachweise während der virämischen Phase oder Antikörpernachweise in der Rekonvaleszenz zur Diagnose führen. In Endemiegebieten sollte bei unter zentralnervösen Symptomen verendeten oder euthanasierten Tieren das ZNS auf VEEV untersucht werden.

Als **Umweltproben** eignen sich v.a. Stechmücken (Vektoren) und kleine Nagetiere (Reservoirwirte).

Tabelle 30: Untersuchungsmaterialien und Methoden zur VEEV-Diagnostik

Material[1]	Menge und Gefäß	Geeignete Untersuchungen
Liquor	Mind. 0,5 ml, steriles Gefäß	Virusisolierung, RT-PCR, IgM-ELISA
Serum	Mind. 2 ml, Serumröhrchen	Virusisolierung, RT-PCR, IgM- und IgG-ELISA, PRNT
Blut[2]	Mind. 5 ml Nativblut, EDTA-Röhrchen	Virusisolierung, RT-PCR, IgM- und IgG-ELISA
Biopsiematerial (post mortem: Hirn, Milz, Herzblut, Lunge)	In 1 ml physiolog. Kochsalzlösung, steriles Gefäß, Kryoschnitte	Virusisolierung, RT-PCR, Immunhistologie
Stechmücken	Weibchen in „pools" mit maximal 50 Individuen, verschiedene Plastikröhrchen	Virusisolierung, RT-PCR

1 = bei Untersuchungsmaterial von Equiden wird analog verfahren. 2 = sollte nur in Notfällen herangezogen werden, wenn kein Serum verfügbar ist. PRNT = Plaque-Reduktions-Neutralisationstest

Der **Probentransport** sollte ***möglichst rasch und gekühlt (nicht gefroren) erfolgen.***

Medizinisches Untersuchungsmaterial von Menschen und Tieren ist als „Biologischer Stoff, Kategorie B“ (UN 3373) zu transportieren (s. Kap. A 5.3). Gleiches gilt für natürliche Umweltproben (z.B. tote Vektoren).

Nur bei **VEEV** und **EEEV** gilt für angereicherte **Kulturen** und **Proben mit bioterroristischem Hintergrund** die Kategorie A „Ansteckungsgefährlicher Stoff, gefährlich für Menschen“ (UN 2814). Diese Proben sollten dem untersuchenden Labor vorab angekündigt werden.

Dagegen fallen Kulturen von **WEEV** wegen seiner geringeren Humanpathogenität unter die Kategorie B (UN 3373).

1.5 Labordiagnostik

1.5.1 Mikroskopischer Nachweis

Ein Nachweis mittels Elektronenmikroskopie ist wegen der geringen Sensitivität dieser Methode (mindestens 10^5 Viruspartikel) für die Diagnostik einer VEE ungeeignet. Selbst bei einer hochtitrigen Virämie werden selten mehr als 10^5 PFU/ml erreicht.

1.5.2 Kultureller Nachweis

Bei der VEEV-Infektion besteht die Virämie nur in den ersten 72 h der febrilen Phase. Daher gelingt der direkte Erregernachweis aus Vollblut oder Serum nur in Einzelfällen bei rascher Probengewinnung. Bei Enzephalitis kann, abhängig von der vorhandenen Menge an neutralisierenden Antikörpern, Virus aus Liquor angezüchtet werden.

Die **Virusanzucht** sollte parallel mit unverdünntem und mit 1:10 und 1:100 verdünntem Serum versucht werden. Verozellen sind zur Kultur der Arboviren gut geeignet und werden weltweit am häufigsten zu deren Isolierung verwendet. Die meisten gebräuchlichen Säugerzelllinien sind ebenfalls zur Anzucht von VEEV geeignet. Die Virusvermehrung erfolgt sehr rasch und geht mit einem CPE in Form einer gut sichtbaren Lyse einher. Dieser führt selbst bei initial geringen Virusmengen nach 3 Tagen zu deutlichen Veränderungen der Zellen und spätestens nach 5 Tagen zur kompletten Lyse der Zellkultur.

Ein demgegenüber verzögerter CPE deutet auf ein anderes infektiöses Agens hin wie etwa die differenzialdiagnostisch bedeutsamen Flavi- oder Bunyaviren. Speziell letztere haben, bedingt durch ihre langsamere Vermehrung, nach 5 Tagen den Zellrasen i.d.R. noch nicht vollständig zerstört.

Die Isolierung kann auch in **Säuglingsmäusen** durch intrakraniale Inokulation von ca. 100 ml Probenmaterial erfolgen. Die epizootischen VEEV-Serotypen (IAB und

IC) sowie das Everglades-Virus sind innerhalb weniger Tage letal für die Tiere. Demgegenüber überleben die Tiere i.d.R. bei Inokulation enzootischer Vertreter aus dem VEE-Antigenkomplex.

Bei positivem Ergebnis der Zellkultur bzw. des Tierversuches kann die Identifizierung des Virus mittels Antigennachweis oder PCR erfolgen (s.u.).

1.5.3 Antigennachweis

Wegen der niedrigtitrigen Virämie ist der **Antigen-Capture-ELISA** [234] nur bedingt für die VEEV-Diagnostik aus menschlichem Material geeignet. Dieser Test erfasst durch eine Kombination von verschiedenen, monoklonalen Fänger- und Detektor-Antikörpern alle Alphaviren mit Nachweisgrenzen zwischen 10^3 und 10^5 PFU/ml. Die Sensitivität für VEEV in diesem Test ist mit etwa 10^5 KID_{50}/ml angegeben (dies entspricht etwa 10^5 PFU/ml). Bei hohen Virusmengen in der Probe ist dieser Genus-spezifische Nachweis somit möglich. Kommerzielle Testkits zum ELISA-gestützten Nachweis von VEEV-Antigen aus menschlichen Proben stehen zzt. nicht zur Verfügung.

Kürzlich wurde ein **Immunfiltrations-Assay** zum Nachweis von VEEV publiziert, der auf einem Antigen-Capture-Prinzip mit einem biotinylierten Single-chain-Antikörper beruht [235]. Die Validierung dieses Tests steht noch aus.

Zum VEEV-Nachweis in der Zellkultur ist der direkte Immunfluoreszenztest (IFT) ***geeignet.*** Hierzu werden die infizierten Zellen vor Eintreten eines deutlich sichtbaren CPE trypsiniert und suspendiert, in einem Mengenverhältnis von 1:1 bis 1:3 mit nicht infizierten Verozellen vermischt, auf 10-Well-Objektträger aufgetropft, luftgetrocknet und mit Azeton für 30 min bei –20 °C fixiert. Eine Vorbehandlung der gelösten Zellen mit Formalin (1% in PBS) für 4 h inaktiviert das Virus schon vor dem „Spotten" und reduziert so die Gefahr einer Laborinfektion. Das Formalin muss vor Zugabe des Konjugates durch Waschen mit PBS entfernt werden.

Histopathologische Schnitte des ZNS können für die **Immunhistochemie** auf die gleiche Weise fixiert und inaktiviert werden. Nach Inkubation mit POD-markierten Anti-Maus-Antikörpern und Substratpräzipitation sind die braunen Granula vor allem perivaskulär in Makrophagen und antigenpräsentierenden Zellen, aber auch im Zytoplasma von Neuronen und Glia sichtbar.

Für die beschriebenen Antigenteste sind eine Reihe monoklonaler Antikörper kommerziell oder über die WHO-Referenzzentren verfügbar. Diese sind teilweise auch in der Lage, die Subtypen von VEEV zu differenzieren.

1.5.4 Nukleinsäurenachweis

Aufgrund der niedrigtitrigen Virämien ist die hochsensitive* RT-PCR *das Mittel der Wahl für den VEEV-Nachweis. Zur Verfügung stehen konventionelle RT-PCRs für den Genus-spezifischen Nachweis von Alphaviren [236, 237], für die Differenzierung der in Südamerika vorkommenden Alphaviren [238] sowie für den Spezies-spezifischen Nachweis der equinen Enzephalitisviren [239]. ***Diese sind allesamt Speziallaboren vorbehalten.***

Auch eine auf SYBR® Green und dem LightCycler® basierende **Echtzeit-RT-PCR** wurde beschrieben. Die Zielregion für die Primer befindet sich am Übergang zwischen E2- und E1-Gen und überbrückt das kurze 6K-Gen.

Eine universelle PCR-Sonde für alle 13 Viren und Serotypen des VEE-Antigenkomplexes (Tab. 28) steht aufgrund der niedrigen Sequenzhomologien nicht zur Verfügung.

Die medizinisch relevanten VEEV-Serotypen IA bis IE zeichnen sich hingegen durch wesentlich höhere Sequenzhomologien aus [240]. Eine neue Echtzeit-RT-PCR auf TaqMan®-Basis erlaubt mittels Detektion des 3'-terminalen Endes des E2-Gens den gemeinsamen Nachweis dieser Serotypen (eigene Ergebnisse).

Differenzialdiagnostisch ist es wichtig, die östliche und westliche Pferdeenzephalitis auszuschließen. Entsprechende Echtzeit-RT-PCR Protokolle zum Nachweis der RNA von EEEV und WEEV sind publiziert und haben sich als robust erwiesen [241].

1.5.5 Serologie

Wenn die Virusanzucht nicht verfügbar ist oder das enge Zeitfenster zum Nachweis des Erregers aus dem Blut nicht eingehalten werden kann, muss die Diagnose serologisch gestellt werden.

Der Nachweis von IgM kann aufgrund des frühen Auftretens dieser Antikörper im Verlauf der Infektion als Hinweis auf eine akute Infektion gewertet werden. IgM-Antikörper sind spezifisch für den VEE-Antigenkomplex und gegenüber anderen Alphaviren (EEEV, WEEV) weit weniger kreuzreaktiv als IgG-Antikörper. Letztere sind i.A. noch mehrere Jahre nach der Infektion im Blut nachweisbar.

Eine rein serologische Diagnose muss stets aus mehr als einer Serumprobe gestellt werden. Es sind mindestens 2 Blutproben im Abstand von 10–14 Tagen mit dem gleichen Testsystem zu untersuchen. Ein Akutserum sollte innerhalb von 7 Tagen nach Erkrankungsbeginn, das Folgeserum zwischen dem 10. und 28. Erkrankungstag abgenommen werden.

Das O.I.E. (Office International des Epizooties) listet in seinen „Manuals of Standards for Diagnostic Tests and Vaccines" vier Teste zum serologischen Nachweis einer equinen Enzephalitis: ELISA, KBR, HAH und Plaquereduktions-Neutralisationstest (PRNT).

Als Standard für eine gesicherte Diagnose gilt bei VEEV ein mindestens vierfacher Anstieg des IgG- oder des IgM-Titers oder ein Abfall der IgM-Titer in Kombination mit dem Anstieg des IgG im ELISA. Eine weitere Möglichkeit besteht im Nachweis einer IgG-Serokonversion, also einem IgG-negativen Akutserum und einem IgG-positiven Folgeserum. Falsch-positive ELISA-Ergebnisse können jedoch durch andere kreuzreagierende Alphavirus-Antikörper, Röteln-Antikörper, Q-Fieber-Antikörper und nichtinfektiöse Ursachen wie Rheumafaktoren verursacht werden.

ELISA-Teste für VEEV-spezifisches IgM und IgG stehen zur Verfügung [242–244]. Wegen der häufigen Kreuzreaktionen (insbesondere gegen das Nukleokapsid gerichteter Antikörper) mit anderen Alpha- bzw. Togaviren sollte zur zuverlässigen Interpretation der ELISA-Ergebnisse stets parallel auf Antikörper gegen antigenisch verwandte Viren (insbesondere andere Viren des VEE-Antigenkomplexes sowie EEEV, WEEV, Rubella) untersucht werden.

Da die Gruppenepitope der Alphaviren speziell in der* KBR *und im* HAH *stark reagieren, sind diese geeignete Screeningmethoden, jedoch ungeeignet für die Spezies-spezifische Diagnostik. Zudem persistieren die KBR-reaktiven Antikörper nicht sehr lange, sodass sich diese Methode auch nicht zur retrospektiven Expositionsanalyse eignet.

Der HAH ist naturgemäß abhängig von der Qualität der verwendeten Gänseerythrozyten. Er ist sehr störanfällig für kleinste Änderungen im Versuchsablauf, die sich sofort in der Bindungskinetik niederschlagen. Diese Technik erfordert viel Erfahrung und ist nicht für die Routineanwendung geeignet.

Der Nachweis von Antikörpern im indirekten **IFT** ist eine zusätzliche, orientierende Diagnostikmöglichkeit, sofern entsprechende Viruspräparationen als Antigen zur Verfügung stehen.

Die epidemiologisch wichtige Unterscheidung zwischen Antikörpern gegen epizootische und gegen enzootische VEEV-Serotypen ist jedoch mittels ELISA, KBR, HAH oder IFT nicht möglich.

Der* PRNT *liefert in der VEEV-Serologie die zuverlässigsten Ergebnisse und kann als Bestätigungstest sowie zur Unterscheidung der VEEV-Serotypen eingesetzt werden [245]. Dieser Test wird mit definierten Virusstämmen des VEE-Komplexes sowie monospezifischen, polyvalenten VEE-Komplex-Seren als Kontrollen durchgeführt. Für den Spezies- bzw. Serotypnachweis wird ein mindestens vierfacher Titerunterschied gegenüber den Kontrollen gefordert. Der Zeitaufwand und die ständige Bevorratung von Zellen und Viren stellen einen Nachteil dieser Methode dar [246].

Ähnliche Ergebnisse können durch Blockieren Serotyp-spezifischer Epitope mittels monoklonaler Antikörper erzielt werden [247]. Auf diesem Prinzip beruht ein Epitop-blockierender Immunfluoreszenz-Inhibitionstest [246] sowie ein kürzlich veröffentlichter ELISA [248].

1.5.6 Kritische Wertung

Die ätiologische Einordnung der Enzephalitis erfordert immer eine breite mikrobiologisch-virologische Diagnostik. Selbst in Verbindung mit einer „passenden" Reiseanamnese kann die Alphavirus-Enzephalitis höchstens eine Verdachtsdiagnose sein, die meist mit mehreren Nachweisverfahren abgeklärt werden muss (Tab. 31).

Tabelle 31: Nachweisverfahren für Infektionen mit equinen Enzephalitisviren

Verfahren	Material	Vorteile	Nachteile	Bewertung
ELISA	Serum	Technik breit etabliert; gute Spezifität und Sensitivität	Unterschiedlich ausgeprägte Kreuzreaktivität je nach verwendetem Antigen; kommerziell nicht verfügbar	Als Screeningtest zur Diagnostik geeignet; Spezies-Identifikation notwendig
PRNT	Serum	Beste Spezifität und gute Sensitivität	Aufwendige und zeitintensive Durchführung	Bestätigungstest
Indirekter IFT	Serum	Technik breit etabliert; gute Spezifität und Sensitivität. kommerzielle Objektträger sind für WEEV und EEEV erhältlich	Immunfluoreszenzmikroskop notwendig	Methode der Wahl für die orientierende serologische Akut- und Spätdiagnostik; nur als Inhouse-Test mit eigens hergestellten Objektträgern in Speziallaboren etabliert
RT-PCR	Bioptate, Serum, Plasma, EDTA-Blut, Citrat-Blut, Liquor, Stechmücken	Technik breit etablierbar, Ergebnisse bereits 24 h nach Probennahme; positiv auch bei inaktiviertem Virus	Molekularbiologische Ausrüstung und Erfahrung notwendig; Mitführen von Inhibitions- und Kontaminationskontrollen erforderlich	Methode der Wahl zur Frühdiagnostik, jedoch kein validiertes kommerzielles Testsystem verfügbar; nur als In-house-Test in Speziallaboren etabliert
Anzucht in Zellkultur	Bioptate, Serum, Liquor, Plasma, EDTA-Blut, Citrat-Blut, Heparin-Blut, Stechmücken	Ermöglicht eindeutige Erregeridentifizierung innerhalb von 1 Woche; positiv noch vor Serokonversion	Erfordert S3-Labor; evtl. nicht auswertbar bei mikrobieller Kontamination	Verfahren in Speziallaboratorien

Von allen o.g. Verfahren zur Diagnostik einer Infektion mit WEEV, EEEV oder VEEV ist lediglich der IgG- und IgM-Antikörpernachweis mit einem einzigen CE-markierten kommerziellen Immunfluoreszenztestkit (Focus Diagnostics Inc., Kalifornien, USA) ***möglich. Dieser ist für EEEV und WEEV geeignet. Weitere serologische Nachweissysteme anderer Hersteller sind bisher nicht ausreichend nach den Anforderungen der EU-Richtlinie 98/79/EG zertifiziert***. Somit stützt sich die serologische Diagnostik fast ausschließlich auf In-house-Teste.

Auch keines der beschriebenen PCR-Verfahren erfüllt in der jeweils publizierten Form die Voraussetzungen für einen Einsatz im Routinelabor. Für den Einsatz als In-house-Teste sind zusätzliche Negativ- und Positivkontrollen sowie Inhibitionskontrollen mitzuführen sowie Maßnahmen gegen Kontaminationen mit PCR-Produkten zu treffen.

Die Virusisolierung erfordert spezielle Erfahrung hinsichtlich der Aufbereitung des jeweiligen Probenmaterials und eine entsprechende Sicherheitsausstattung. Als einziges Verfahren liefert sie jedoch ausreichend Material für weitere Untersuchungen (insbesondere molekulare Charakterisierung) und ist damit gerade bei Verdacht auf eine bioterroristische Erregerausbringung das Verfahren der Wahl.

Nationales Referenzzentrum für tropische Infektionserreger:
Bernhard-Nocht-Institut für Tropenmedizin
Bernhard-Nocht-Str. 74
20359 Hamburg
www.bni-hamburg.de

Konsiliarlaboratorium für Alpha- und Flaviviren (außer Dengueviren):
Friedrich-Loeffler-Institut
Institut für bakterielle Infektionen und Zoonosen
Naumburger Str. 96a
07743 Jena
www.fli.bund.de

Nationales Referenzlabor für virusbedingte Pferdeenzephalomyelitiden:
Friedrich-Loeffler-Institut
Institut für neue und neuartige Tierseuchenerreger
Boddenblick 5a
17493 Greifswald – Insel Riems
PD Dr. Rainer Ulrich
www.fli.bund.de

Weitere Speziallabore:
Institut für Mikrobiologie der Bundeswehr
Neuherbergstr. 11
80937 München

OIE Referenzlabor für die Pferdeenzephalitiden
National Veterinary Services Laboratories
Ames, USA

2 Bunyaviren (Enzephalitis)

Gerhard Dobler

2.1 Eigenschaften des Erregers

Die *Bunyaviridae* bilden eine der größten Virusfamilien mit mehr als 300 Spezies, die sich durch eine ähnliche Morphologie auszeichnen. Es handelt sich um behüllte, sphärische Viren mit einem Durchmesser von etwa 90 nm. Sie besitzen ein segmentiertes Genom, bestehend aus 3 Einzelstrang-RNA-Segmenten. Diese weisen großteils eine negative Polarität auf. Insgesamt werden die Bunyaviren in 5 Gattungen unterteilt (Abb. 1). Davon enthalten die Gattungen *Orthobunyavirus, Phlebovirus* und *Nairovirus* humanpathogene Vertreter, die Infektionen des ZNS verursachen können. Die Gattung *Hantavirus* enthält humanpathogene Viren, die als Erreger von hämorrhagischem Fieber, akuter Niereninsuffizienz und akuter kardiopulmonaler Insuffizienz eine humanpathogene Rolle spielen.

Die **Tenazität** der durch Arthropoden übertragenen Bunyaviren wird als gering eingeschätzt. Die Stabilität in der Umwelt ist u.a. abhängig von Feuchtigkeit, Temperatur und Lichteinwirkung. Unter optimalen Bedingungen (4 °C, proteinhaltige Lösungen, hohe Virustiter) sind Viruslösungen mindestens eine Woche lang infektiös (eigene Beobachtungen).

Bunyaviren sind als behüllte Viren von einer Glykoprotein-Lipidhülle umgeben und daher durch starke Detergenzien (z.B. 1%Triton, 1% SDS) innerhalb von Minuten inaktivierbar. Milde Detergenzien (Tween® 20, Nonidet® P40) benötigen dagegen deutlich länger oder inaktivieren nicht sicher (eigene Daten). ***Für die* Desinfektion *(Instrumente, Flächen, Hände) sind Mittel mit dem Wirkungsbereich B*** [106] ***zu fordern.*** Aldehydhaltige, alkoholische und tensidhaltige Desinfektionsmittel sowie Laugen („bleach") der aktuellen (14.) Liste der vom RKI geprüften Desinfektionsmittel und -verfahren sind wirksam und werden von verschiedenen Herstellern angeboten. **Desinfektionsmittelresistenzen *sind nicht bekannt.*** Auch eine thermische Behandlung als Dampfdesinfektionsverfahren (mind. 60 °C über 30 min) inaktiviert Bunyaviren verlässlich.

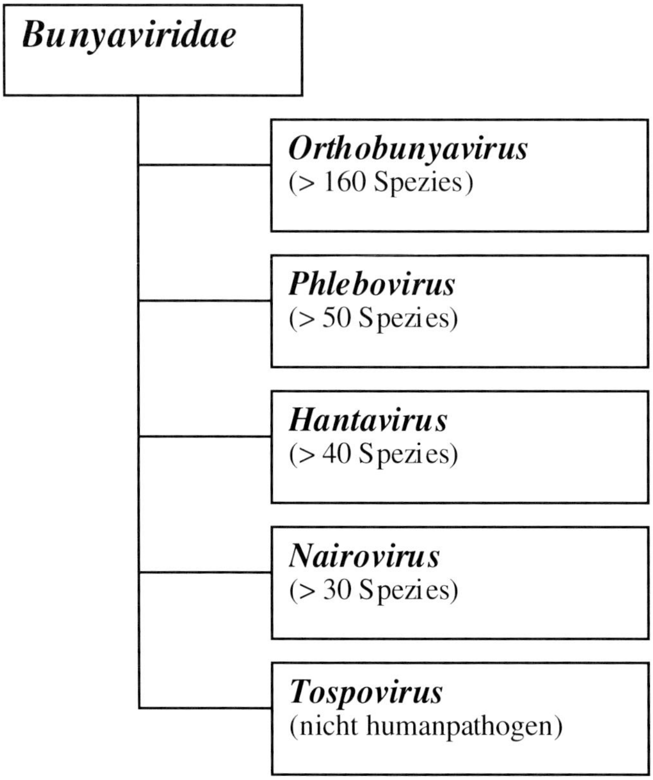

Abb. 1: Taxonomische Einteilung der *Bunyaviridae*

Epidemiologie und Übertragungswege

Alle Bunyaviren werden in der Natur durch Vektoren übertragen bzw. weisen Reservoire in Tieren auf (Tab. 32):

- Orthobunyavirus: Stechmücken, Gnitzen, Zecken, Wanzen
- Phlebovirus: Sandfliegen, Stechmücken, Zecken
- Nairovirus: Zecken
- Hantavirus: Nagetiere
- Tospovirus: Tripse

In der Natur werden diese Viren von ihren Vektoren auf ihre natürlichen Wirte übertragen. Zu diesen zählen u. a. Nagetiere, Wiederkäuer oder Vögel. Der Mensch spielt als natürlicher Wirt für die Bunyaviren keine Rolle. Jedes Bunyavirus wird in der Natur in einem ihm eigenen Zyklus übertragen. Zum Nachweis des jeweiligen Virus und zur Durchführung von Bekämpfungsmaßnahmen muss dessen natürlicher Zyklus berücksichtigt werden. Für einen Teil der Bunyaviren, insbesondere in den Tropen, sind die natürlichen Übertragungszyklen noch nicht bekannt.

Bisher stehen mindestens 18 Spezies der *Bunyaviridae* im Verdacht, ZNS-Infektionen beim Menschen zu verursachen. Sie weisen unterschiedliche Verbreitungsgebiete, Vektoren und natürliche Wirte auf (Tab. 33). Aktuell sind in Deutschland nur Tahyna-Virus (Oberrheingraben) und möglicherweise auch Erve-Virus endemisch verbreitet.

Tabelle 32: Übertragungswege der Bunyaviren

Prinzipieller Übertragungsweg	Details des Übertragungsweges	Natürliche Übertragung	Laborübertragung
Kontakt			
	Haut, Bindehaut	knv	✓
	Ingestion	knv	✓
Aerogen			
	Aerosole	knv	✓
	Staub	knv	knv
Inokulation			
	Vektoren	✓	knv
	Verletzung	knv	✓
	Iatrogen	∅	✓

Interindividueller Übertragungsweg	Art der Übertragung	Natürliches Vorkommen dieser Übertragung
Mensch zu Mensch		
	Kontakt	✓
	aerogen	knv
Tier zu Mensch		
	Kontakt	✓
	aerogen	knv

✓ (kommt vor); knv (kommt nicht vor); p (plausibel, aber bisher nicht beschrieben); ∅ (entfällt)

Tabelle 33: *Bunyaviridae* mit neurotropem Potenzial

Gattung	Virus	RG	Überträger	Vorkommen	Häufigkeit
Orthobunya-virus	California encephalitis	2	Stechmücken	Westliches Nordamerika	Selten Meningoenzephalitis
	La Crosse	2	Stechmücken	Nordamerika, Russland	Häufig Enzephalitis im mittleren Westen und Osten der USA
	Jamestown Canyon	2	Stechmücken	Nordamerika	Vereinzelt Meningoenzephalitis
	Tahyna	2	Stechmücken	Europa, Russland	Selten ZNS-Symptomatik in Zentral- und Osteuropa
	Keystone	2	Stechmücken	Nordamerika	Vereinzelt Meningoenzephalitis
	Snowshoe hare	2	Stechmücken	Nordamerika, Russland, China	Selten Meningoenzephalitis
	Trivittattus, Tensaw	2	Stechmücken	Nordamerika	Vereinzelt Meningoenzephalitis
	Bunyamwera, Bwamba, Germiston	2	Stechmücken	Afrika	Möglicherweise vereinzelt Meningoenzephalitis
Phlebovirus	Rift-Valley-Fieber	3	Stechmücken	Afrika, Arabische Halbinsel	Häufig hämorrhagisches Fieber, Hepatitis; selten Retinitis, Meningoenzephalitis
	Toscana	2	Sandfliegen	Südeuropa, Nordafrika, Vorder-, Mittelasien	Häufige Form der Meningitis in Südeuropa; selten Meningoenzephalitis/ Enzephalitis
	Sandfly Sicilian, Sandfly Naples	2	Sandfliegen	Südeuropa, Nordafrika, Vorder-, Mittelasien	Häufig fieberhafter Infekt mit meningitischer Reizung; selten Meningitis
Nairovirus	Krim-Kongo, Hämorrhagisches Fieber	4	Schildzecken	Südosteuropa, Asien, Afrika	Häufig hämorrhagisches Fieber, Hepatitis; selten Meningoenzephalitis
	Dugbe	2	Schildzecken, Stechmücken, Gnitzen	Afrika	Evtl. vereinzelt Fieber mit Meningitis
	Erve	2	Schildzecken	Europa	Fieber, selten Enzephalitis

Tabelle 33: *Bunyaviridae* mit neurotropem Potenzial (Fortsetzung)

Gattung	Virus	RG	Überträger	Vorkommen	Häufigkeit
Unklassifiziert	Bhanja	2	Schildzecken	Südeuropa, Asien	Vereinzelt Meningitis im Rahmen von Laborinfektionen

RG = Risikogruppe

2.2 Krankheitsbild, Therapie und Prophylaxe

Eine ganze Reihe von *Bunyaviridae* sind Erreger menschlicher Infektionen des ZNS oder stehen zumindest in dringendem Verdacht, entsprechende Krankheitsbilder verursachen zu können. Ein Teil dieser Viren verursacht Allgemeininfektionen oder hämorrhagische Fieber, die nur gelegentlich auch zu ZNS-Infektionen führen (z.B. Krim-Kongo-Fieber).

Umfangreiche Informationen über die durch neurotrope Bunyaviren verursachten Krankheitsbilder liegen insbesondere für Phleboviren (Toscanavirus, Rifttalvirus) und die Viren der sog. „California-Serogruppe" (Virus der Kalifornischen Enzephalitis, La-Crosse-Virus, Jamestown-Canyon-Virus, snowshoe hare virus) vor.

a) Sandfliegenfieberviren (SF Sicilian, SF Naples, Toscanavirus)

Die früheren Serotypen Neapel und Sizilien des „Papatacifiebervirus" (sandfly fever virus, SF virus) werden heute vom ICTV als eigenständige Virusspezies eingeordnet. Das **„sandfly fever Naples virus"** und das **„sandfly fever Sicilian virus"** sind die Erreger des sog. Fünftagefiebers oder Papatacifiebers.

Serologische Untersuchungen zeigen, dass ein Teil der Infektionen asymptomatisch oder mit nur geringen Symptomen verläuft. Deren Anteil ist bisher ungeklärt. Die **Inkubationszeit** variiert von einigen Tagen bis zu 2 Wochen. Die Krankheit setzt häufig akut ein mit starken Kopfschmerzen, Fieber, Übelkeit und Erbrechen, seltener auch mit generalisierten Muskelschmerzen. Meningitiszeichen (Kernig, Brudzinski) sind gelegentlich nachweisbar. Nur selten wurden bisher schwere Verläufe mit Bewusstseinstrübung, Zittern, Lähmungen oder Nystagmus beschrieben.

Die Dauer der Erkrankung beträgt üblicherweise 5–7 Tage mit gutartigem Verlauf [249].

Die heutige Spezies **Toscanavirus** wurde früher ebenfalls als Serotyp des „Papatacifiebervirus" (sandfly fever virus) angesehen. Es verursacht eine vom Papatacifieber nicht unterscheidbare, meist harmlose Erkrankung [250].

Neuerdings treten jedoch vereinzelt Toscanavirus-Infektionen mit schweren Verläufen auf. Neben lebensbedrohlichen Meningoenzephalitiden [251] werden auch Enzephalitiden ohne meningitische Beteiligung beschrieben [252]. Möglicherweise sind unterschiedliche Subtypen oder geographische Varianten an den unterschiedlichen Erkrankungsbildern beteiligt [253].

b) Rifttalvirus

Das Rifttalvirus war bis Mitte der 1970er-Jahre in erster Linie als Erreger von Epizootien bei Haustieren bekannt. Ein Großteil der menschlichen Infektionen scheint allerdings asymptomatisch oder als undifferenzierter fieberhafter Infekt abzulaufen [254]. Beim Menschen wurde die Erkrankung insbesondere seit einer Epidemie in Ägypten 1977/78 als hämorrhagisches Fieber, Hepatitis oder Enzephalitis und Retinitis erkannt.

Schätzungsweise 5% der klinischen Erkrankungsfälle manifestieren sich als Enzephalitis oder Retinitis. Die Enzephalitis tritt in den meisten Fällen erst 5–10 Tage nach Erkrankungsbeginn auf. Neben erneutem Fieberanstieg und starken Kopfschmerzen werden Desorientiertheit, Halluzinationen, Schwindelzustände, Bewusstseinstrübungen bis hin zu tiefem Koma beschrieben [255]. Todesfälle kommen häufig vor [256], bleibende neurologische Residuen sind nicht selten.

Bei etwa 1% der Patienten kommt es zu einem fulminant verlaufenden hämorrhagischen Fieber mit häufig letalem Ausgang (vgl. Kap. B 4).

c) California-Serogruppe

Zur California-Serogruppe werden das Virus der Kalifornischen Enzephalitis, LaCrosse-Virus, Jamestown-Canyon-Virus und Snowshoe Hare virus gezählt.

Deren Krankheitsbilder gleichen sich weitgehend. Außer beim Jamestown-Canyon-Virus treten ZNS-Infektionen insbesondere bei Kindern auf.

Nach einer Inkubationszeit von etwa 7 Tagen beginnt die Erkrankung mit einem unspezifischen fieberhaften Allgemeininfekt, der meist 1–3 Tage andauert. In einer zweiten Erkrankungsphase steigt das Fieber, mit verstärkten Kopfschmerzen treten Erbrechen, Bewusstseinstrübung gelegentlich zentralnervöse Anfälle auf. Die ZNS-Symptomatik dauert üblicherweise mehrere Tage und verschwindet dann wieder.

Neurologische Residuen sind bei Kindern häufig. Rund 10% der Kinder zeigen im weiteren Verlauf eine Prädisposition für epileptische Anfälle. Lernschwierigkeiten und emotionale Labilität wurden bei Nachuntersuchungen in bis zu 75% der Kinder gefunden. Lähmungen treten hingegen in etwa 2% der Fälle auf. Die **Letalität** liegt bei 1% [254].

d) Bhanjavirus

Bhanjavirus wurde ursprünglich aus Zecken in Indien isoliert. Vermutlich kommt es jedoch im gesamt südlichen eurasischen Kontinent bis nach Südost- und Südeuropa vor. Auch aus Ost- und Westafrika sind Isolate bekannt. Bisher konnte dieses Virus keiner Bunyavirus-Gattung zugeordnet werden. Im Rahmen serologischer Untersuchungen im ehemaligen Jugoslawien konnte eine Meningoenzephalitis auf eine natürliche Infektion mit Bhanjavirus zurückgeführt werden [257]. Zwei weitere Infektionen traten im Rahmen von Laborinfektionen auf, eine davon unter dem Krankheitsbild einer Meningitis [258, 259].

Die infektiologische* Differenzialdiagnose *der durch Bunyaviren verursachten ZNS-Infektionen umfasst das gesamte Spektrum neurotroper Erreger:

- Enteroviren: Coxsackieviren, ECHO-Viren
- Herpesviren: HSV-1, HSV-2, EBV, CMV, HHV-6, VZV
- Alphaviren: VEEV, WEEV, EEEV
- Flaviviren: West-Nil-Virus, Japan-Enzephalitis-Virus, St.-Louis-Enzephalitis-Virus, FSME-Virus, RSSE-Virus, Murray-Valley-Enzephalitis-Virus, Rocio-Virus
- Arenaviren: Lymphozytärer Meningoenzephalitis-Virus, Machupovirus, Juninvirus, Lassavirus, Guanaritovirus
- Adenoviren
- Orthomyxoviren: Influenzaviren
- Paramyxoviren: Masernvirus, Mumpsvirus, Nipahvirus, Hendravirus
- Retroviren: HIV
- *Mycobacterium tuberculosis*
- *Borrelia burgdorferi, B. garinii*
- *Leptospira spp.*
- *Listeria monocytogenes*

***Für die durch Bunyaviren hervorgerufenen ZNS-Infektionen gibt es bisher keine validierte* Therapie.** Für die Orthobunyaviren erwies sich Ribavirin als unwirksam. Therapieversuche mit Ribavirin im Rahmen von Rifttalfieber-Ausbrüchen betrafen nur kleine Patientenzahlen und wurden unzureichend dokumentiert.

Eine **Postexpositionsprophylaxe** ist ***für keine der durch Bunyaviren verursachten Infektionen verfügbar***.

Ein **Impfstoff** steht ***nur für das Rifttalvirus*** zur Verfügung. Dieser inaktivierte, nicht zugelassene Impfstoff wird in den USA für Personen mit hohem Infektionsrisiko (Laborbeschäftigte, während epidemischer Situation) eingesetzt.

2.3 Risikobewertung und Besonderheiten als BT-Agenz

Die meisten neurotropen Bunyaviren sind in die **Risikogruppe 2** gemäß BioStoffV eingestuft (vgl. Tab. 33). Bunyaviren, die auch hämorrhagische Fieber verursachen können, sind in **Risikogruppe 3** eingestuft, das Virus des hämorrhagischen Krim-Kongo-Fiebers gehört wegen seiner besonderen Gefährlichkeit zur **Risikogruppe 4.**

Wenn bei einem Patienten zusätzlich zur zentralnervösen Erkrankung hämorrhagische Symptome auftreten oder der Verdacht auf eine nicht-natürliche Infektion (Anschlag, Laborunfall) besteht, sollte zunächst unter der Schutzstufe 3 gearbeitet werden (s. Kap. A 3.1). Nach Eingrenzung des Erregers kann dann ggf. unter Schutzstufe 2 weitergearbeitet werden.

Bunyaviren sind bisher noch nicht als **biologische Kampfstoffe** verwendet worden. Rifttalvirus und das Virus des hämorrhagischen Krim-Kongo-Fiebers werden als Erreger der **Kategorie A** in der Liste der CDC geführt. Die von der Europäischen Kommission eingesetzte „BICHAT"-Expertengruppe (Task Force on Biological and Chemical Agent Threats) listet diese beiden Bunyaviren ebenfalls als potenzielle biologische Kampfstoffe auf [260].

Bunyaviren (außer den Hantaviren) werden vorwiegend durch Vektoren übertragen und eignen sich daher nur bedingt als BT-Agenzien. Unter bestimmten Bedingungen ist für einige Bunyaviren jedoch eine Übertragung durch Aerosol im Labor nachgewiesen [261], wodurch theoretisch die Möglichkeit zur Munitionierung besteht. Das segmentierte Genom erleichtert darüber hinaus die (bisher theoretische) Erzeugung genveränderter Viren mit neuen pathogenetischen Eigenschaften.

Auch vorwiegend neurotrope Bunyaviren, die keine hämorrhagischen Fieber verursachen, sind als biologische Kampfstoffe von Interesse. Die zeitweise Beeinträchtigung des Gegners ohne schwere Gesundheitsgefährdung kann u.U. sogar erwünscht sein („incapacitating agents").

Eine wichtige Rolle spielen neurotrope Bunyaviren auch als Differenzialdiagnosen für BT-Agenzien, die Enzephalitis verursachen können (z.B. Alphaviren wie VEEV).

Meldepflicht

Die vorwiegend neurotropen Bunyaviren der Risikogruppe 2 und die durch sie hervorgerufenen Erkrankungen des Menschen stehen ***nicht auf der Liste der meldepflichtigen Krankheiten und Erreger (§§ 6,7 IfSG). Meldepflichtig*** sind allerdings (wie alle VHF) ***durch Bunyaviren hervorgerufene*** **hämorrhagische Fieber** (s. Kap. B 4.3).

2.4 Probengewinnung und Transport

Als* Patientenmaterial *zum Nachweis von infektiösen Viruspartikeln, Virusbestandteilen oder Antikörpern gegen Bunyaviren sind insbesondere Blut und Liquor geeignet. Weiterhin können im Rahmen von Intra-vitam- oder Post-mortem-Untersuchungen Biopsiematerial, insbesondere des Gehirns, aber auch verschiedener weiterer Organe (Leber, Milz) für den Virusnachweis herangezogen werden.

Falls Reservoire in **Tieren** vorhanden sind, kommen neben Blut auch deren Organe (Leber, Milz, Nieren, Lungen) als Untersuchungsmaterial in Frage.

Aus **Umweltproben** kommt der Nachweis der Erreger in Vektoren (Stechmücken, Sandfliegen, Zecken) in Frage. Allerdings liegt die Virusträgerrate meist bei nur 1:1000–10.000 Tieren, so dass eine größere Zahl von Vektoren untersucht werden muss.

Der **Probentransport** sollte ***möglichst rasch und gekühlt (nicht gefroren)*** erfolgen.

Medizinisches Untersuchungsmaterial von Menschen und Tieren mit Verdacht auf ein neurotropes Bunyavirus (Tab. 33) kann grundsätzlich als **„Biologische Probe,**

Kategorie B" (UN 3373) transportiert werden (s. Kap. A 5.3). Gleiches gilt für natürliche Umweltproben wie Boden und Wasser.

Eine Ausnahme bilden das Virus des hämorrhagischen Krim-Kongo-Fiebers und das Rifttalvirus, die als Kulturmaterial unter der **Kategorie A** „Ansteckungsgefährlicher Stoff, gefährlich für Menschen" (UN 2814) transportiert werden müssen.

2.4.1 Labordiagnostik

Meningitiden und Enzephalitiden, die durch Bunyaviren hervorgerufen werden, unterscheiden sich klinisch nicht von anderen Meningitiden/Meningoenzephalitiden und können daher allein auf der Basis von klinischen Symptomen nicht diagnostiziert werden. Auch eine entsprechende ***geographische Anamnese mit Informationen über mögliche Risikokontakte (Stechmücken, Sandfliegen, Zecken) kann nur zur Verdachtsdiagnose beitragen***, die durch virologische Testverfahren gesichert werden muss.

2.4.2 Kultureller Nachweis

Der kulturelle Virusnachweis stellt nach wie vor ein wichtiges Nachweisverfahren dar, allerdings mit einigen Einschränkungen. ***Nachdem die ZNS-Erkrankungen häufig erst verzögert auftreten, ist der Virusnachweis aus Serum zu diesem Zeitpunkt üblicherweise nicht mehr Erfolg versprechend.*** Die Virusisolierung kann jedoch insbesondere aus Liquor oder (falls aus anderen Gründen vorhanden) aus Gehirn-Biopsiematerial versucht werden. ***Im Vergleich zum molekularbiologischen Nachweis ist die Virusisolierung allerdings häufig weniger sensitiv.*** Trotzdem sollte eine Isolierung – zumindest bei schweren Erkrankungen – immer versucht werden, da erst über das Isolat eine detaillierte Charakterisierung möglich ist. Bisher unbekannte Viren oder Viren, für die kein molekularbiologischer Nachweis möglich ist, können nach wie vor nur durch die Isolierung diagnostiziert werden.

a) Sandfliegenfieberviren

Sandfliegenfieberviren (Toscanavirus, SF Sicilian, SF Naples) können in Zellkulturen oder in der Babymaus (intraperitoneale oder intrazerebrale Inokulation) isoliert werden. Routinemäßig werden heute vor allem die kontinuierlichen Zelllinien Vero, BHK-21, CV-1 und SW13 verwendet, in denen die genannten Phleboviren mit einem zytopathischen Effekt wachsen. Ggf. muss eine Subpassage durchgeführt werden, um das Virus entsprechend anzureichern. Für Toscanavirus wird die Isolierungsrate aus Liquor im Vergleich zur PCR mit rund 15% angegeben [250]. Eine transiente Virämie ist meist nur 24–36 h im Anfangsstadium der Erkrankung nachweisbar, wenn die meisten Patienten noch keinen Arzt aufsuchen. Zur Virusisolierung aus den **Vektoren** (Sandfliegen) sind die angegebenen Zellkulturen ebenfalls gut geeignet.

b) Rifttalvirus

Rifttalvirus kann im Blut der **Patienten** in hohen Titern über mehrere Tage nachgewiesen werden [262]. Eine Virusisolierung ist daher im Verlauf der Allgemeinsymptomatik in Zellkultur und, mit geringerer Sensitivität, in der Babymaus möglich.

Weiterhin kann eine Isolierung auch aus Biopsiematerial (Leber, Niere, Milz, Herzblut, Gehirn, Liquor) und in anderen Materialien (Rachenabstriche, Stuhl) erfolgreich sein. Als Zelllinien sind ebenfalls Vero, BHK-21 und fetale Rhesusaffen-Nierenzellen (FRhL2) geeignet. Die Identifizierung für alle Isolate kann mittels spezifischer Seren (direkter IFT, Neutralisationstest) oder mittels molekularbiologischer Verfahren erfolgen. Auch zur Isolierung aus **Vektoren** (Stechmücken) sind die genannten Zelllinien geeignet. Die Isolierung aus Materialien infizierter **Wirbeltiere** (Leber, Niere, Milz, Blut, andere Organe) kann ebenfalls in den genannten Zellkulturen durchgeführt werden und ist aufgrund der hohen Virustiter in infizierten Tieren häufig erfolgreich.

c) California-Serogruppe

Viren der California-Serogruppe sind bisher nur vereinzelt aus Patientenmaterial (Gehirngewebe) isoliert worden. Eine Virämie ist vermutlich nur kurzzeitig vorhanden und geht der ZNS-Symptomatik um mehrere Tage voraus. Der Versuch einer Virusisolierung aus Blut oder Serum dieser Patienten ist deshalb nicht sinnvoll. Die Virusisolierung ist allerdings aus den **Vektoren** möglich. Geeignet sind hierzu neben Vero- oder BHK-21-Zellen auch Stechmücken-Zelllinien (C6/36, AP61).

2.4.3 Antigennachweis

Antigen-Nachweisverfahren spielen für die Sandfliegenfieberviren und Toscanavirus keine Rolle, da die Viruskonzentrationen im Liquor zu niedrig für immunologische Nachweisverfahren sind.

Rifttalvirus ist in hohen Virustitern im Blut und in verschiedenen Organen (z.B. Leber, Milz) nachweisbar (bei Mensch und Tier), so dass hier immunologische Verfahren zum Antigennachweis mit Erfolg eingesetzt werden können [263, 264]. Diese Verfahren sind auch unter einfachen Bedingungen im Rahmen von Ausbruchsuntersuchungen gut einsetzbar.

In experimentell infizierten Rhesusaffen konnte Rifttalvirus-Antigen noch mehrere Tage über die Virämie hinaus nachgewiesen werden. Es wird vermutet, dass es sich hierbei um zirkulierendes Nukleokapsid-Protein handelt [263].

Viren der California-Serogruppe können nicht mit immunologischen Antigennachweisverfahren diagnostiziert werden, da die Viruskonzentrationen in Liquor und Blut nicht ausreichend sind. Aufgrund der geringen Sensitivität dieser Verfahren gilt dies auch für den Antigennachweis aus Stechmücken.

2.4.4 Nukleinsäurenachweis

Verfahren der Wahl für den Nachweis der neurotropen Bunyaviren ist die PCR in verschiedenen Modifikationen. Wie auch die Viruskultur-basierten Methoden ist sie Speziallaboren vorbehalten.

a) Toscanavirus (Sandfliegenfieberviren)

Für Toscanavirus wurden verschiedene molekularbiologische Nachweisverfahren entwickelt; für SF Napels und SF Sicilian stehen dagegen noch keine PCR-Protokolle zur Verfügung. Zur Differenzierung der klinisch und epidemiologisch schwer unterscheidbaren Enterovirus-Enzephalitiden steht eine RT-PCR mit einem einzigen Ansatz zur Verfügung [265]. Mit Hilfe degenerierter Primer können im Falle des Toscanavirus auch Sub- bzw. Genotypen erfasst werden [266]. Konventionelle RT-PCRs [267, 268] und der Nachweis des Toscanavirus aus Liquor von Patienten mittels Nested-RT-PCR sind etabliert [251].

b) Rifttalvirus

Für das Rifttalvirus stehen RT-PCRs zum Nachweis aus Serum und Vollblut menschlichen und tierischen Ursprungs zur Verfügung. Neben Ein-Schritt-Verfahren [269, 270] sind Nested-RT-PCR [270, 271] und Verfahren mittel Echtzeit-PCR [272, 273] verfügbar. Deren Nachweisgrenzen liegen bei 0,5–50 PFU. Vergleiche mit Virusisolierungsverfahren zeigen eine gleiche oder z.T. bessere Sensitivität als die Virusisolierung in Zellkultur.

c) California-Serogruppe

Auch für die Viren der California-Serogruppe sind mittlerweile Sequenzdaten verfügbar. Auf deren Basis wurden typspezifische RT-PCRs für La-Crosse-Virus [274] und Jamestown-Canyon-Virus [275] etabliert. Zusätzlich stehen PCR-Verfahren mit gruppenspezifischen Primern zur Verfügung, welche alle Viren der California-Serogruppe nachweisen [276]. Die einzelnen Spezies können dann mit zusätzlichen Primern [277] oder durch Sequenzierung des Amplikons identifiziert werden [278]. Die Verfahren finden neben dem Nachweis in klinischem Material [274, 279] auch zum Nachweis in den natürlichen **Vektoren** Anwendung und zeigen hier eine deutlich höhere Sensitivität als Anzuchtmethoden [274].

2.4.5 Serologie

Da die ZNS-Symptomatik meist als Sekundärmanifestation mit zeitlicher Verzögerung auftritt, sind i.d.R. bereits ein Antikörper detektierbar. Für die neurotropen Bunyaviren hat die serologische Diagnostik deshalb einen hohen Stellenwert.

Zum Nachweis von Antikörpern stehen mittlerweile indirekte IFTs und ELISAs zur Verfügung. Beide Verfahren können Antikörperklassen (IgG und IgM) unterscheiden.

Der Nachweis von IgM-Antikörpern bei entsprechender Klinik und Anamnese gilt als Beweis für eine akute Infektion. Allerdings können die Teste nicht immer Infektionen durch nahe verwandte Bunyaviren unterscheiden. In Zweifelsfällen sollten zur weiteren Differenzierung Neutralisationsteste herangezogen werden.

Die klassischen Techniken KBR und HAT sollten nur noch von spezialisierten Laboratorien verwendet werden, da hochqualitative Antigene (Mäusehirn-Extraktionen) benötigt werden. Die Spezifität und Sensitivität [280] dieser Verfahren ist trotzdem nur mäßig. Einzelne Spezies innerhalb der Gattung Phlebovirus und der California-Serogruppe können nicht unterschieden werden.

a) Sandfliegenfieberviren

Bei den Sandfliegenfieberviren stehen mittlerweile moderne Antikörpernachweisverfahren zur Verfügung. Zum Nachweis von IgM- und IgG-Antikörpern aus Serum und aus Liquor wurden ELISA-Systeme auf Basis rekombinanter Proteine entwickelt [281–285]. Rekombinante Proteine wurden auch zur Entwicklung eines Western-Blots eingesetzt [286]. Sowohl ELISA als auch Western-Blot für Toscanavirus weisen deutliche Kreuzreaktivität mit dem nahe verwandten SF Naples virus auf.

Indirekte IFTs sind kommerziell verfügbar und können ebenfalls eingesetzt werden. Sie zeigen eine geringere Sensitivität und eine etwas bessere Spezifität als ELISAs. Allerdings müssen auch bei Verwendung von IFTs Kreuzreaktivitäten ausgeschlossen werden.

Zur sicheren serologischen Unterscheidung der Sandfliegenfieberviren ist allein der Neutralisationstest geeignet. Dieser wird üblicherweise als Plaquereduktions-Neutralisationstest durchgeführt [287, 288].

b) Rifttalvirus

Auch für den serologischen Nachweis von Rifttalvirus-Infektionen sind mittlerweile brauchbare ELISA-Systeme verfügbar. ELISA-Teste in verschiedenen Konfigurationen und mit verschiedenen Antigenpräparationen werden sowohl zum Nachweis von menschlichen [289, 290] als auch tierischen Antikörpern [291–293] angewendet.

ELISA und HAT zeigen eine etwa vergleichbare Sensitivität mit dem Neutralisationstest, während der indirekte IFT etwas weniger sensitiv zu sein scheint. Die KBR hat eine deutlich niedrigere Sensitivität [294].

c) California-Seropruppe

Zur Diagnostik von Infektionen mit Orthobunyaviren der California-Serogruppe wurden insbesondere für humane Infektionen mit dem La-Crosse-Virus serologische Verfahren etabliert und validiert.

Der in den 1970er-Jahren entwickelte indirekte **IFT** ist weiterhin im Einsatz [295]. Er ermöglicht eine Unterscheidung zwischen IgG- und IgM-Antikörpern. Indirekte IFTs weisen eine deutlich bessere Sensitivität und Spezifität im Vergleich zu KBR und HAT auf [296, 297].

Allerdings wurde die Immunfluoreszenz in der Zwischenzeit weitgehend von ELISA-Testen abgelöst. Diese sind in unterschiedlichen Konfigurationen und mit verschiedenen Antigenpräparationen in Anwendung und zeigen bei der Serum- und Liquoruntersuchung eine deutlich höhere Sensitivität als die übrigen Testverfahren

[298], [243, 299–301]. Zur serologischen Subtypisierung sind allerdings ELISAs nicht geeignet. Hierzu muss der **PRNT** [287, 288] eingesetzt werden.

In fraglichen Fällen von ZNS-Infektionen kann zusätzlich eine Testung auf autochthone Antikörperproduktion durchgeführt werden [302, 303]. Hierzu werden IgG-Antikörper im Liquor und im Serum gemessen und zu einem Referenzprotein (z. B. Albumin) in Liquor und Serum in Korrelation gesetzt. Auch der Nachweis von Erreger-spezifischen IgM-Antikörpern im Liquor ist ein deutlicher Hinweis für eine ZNS-Infektion, da IgM nur in so geringen Mengen die gesunde Blut-Liquor-Schranke passiert, dass diese Antikörper in den üblichen IgM-Testen nicht nachgewiesen werden [304].

2.4.6 Kritische Wertung

Für die kulturelle Antigen- und PCR-Diagnostik von Bunyavirus-Infektionen ist die Mitführung eines entsprechend breiten Panels von Bunyaviren und die Möglichkeit zur Durchführung von Neutralisationstesten erforderlich. Der Nachweis von Antikörpern hat einen hohen Stellenwert, da neurologische Symptome relativ spät im Verlauf der Infektion auftreten. Antikörpernachweise sind mit kommerziellen Testsystemen durchführbar und erfüllen damit am ehesten die durch Medizinproduktegesetz und einschlägige EU-Richtlinien vorgegebenen Validierungskriterien.

Auch positive Ergebnisse von Antikörper- oder Virusnachweisen müssen immer im Zusammenhang mit der Anamnese interpretiert werden. ***Bei Zweifeln in der Befundinterpretation sollten vergleichende Untersuchungen mit entsprechenden Virusstämmen durchgeführt werden, die wie alle Kultur- und PCR-basierten Tests nur im Speziallabor möglich sind.*** Materialien von Reisenden, die sich häufig in Bunyavirus-endemischen Regionen aufhalten, sollten bei entsprechender Verdachtsdiagnose grundsätzlich nur durch spezialisierte Laboratorien untersucht werden.

Referenzlabor für durch Zecken übertragene Bunyavirus-Infektionen in Deutschland ist die Außenstelle Jena des Friedrich-Loeffler-Instituts für Tierkrankheiten. Tropische Bunyavirus-Infektionen werden insbesondere durch das Bernhard-Nocht-Institut für Tropenkrankheiten in Hamburg und wenige weitere spezialisierte Institute (z. B. Institut für Virologie der Phillips-Universität Marburg) diagnostiziert.

Nationales Referenzzentrum für tropische Infektionserreger:
Bernhard-Nocht-Institut für Tropenmedizin
Bernhard-Nocht-Str. 74
20359 Hamburg
www.bni-hamburg.de

Nationales Referenzlabor für durch Zecken übertragene Krankheiten:
Friedrich-Loeffler-Institut
Institut für bakterielle Infektionen und Zoonosen
Naumburger Str. 96a
07743 Jena
www.fli.bund.de

3 Flaviviren (Enzephalitis, Meningitis)

Gerhard Dobler

3.1 Eigenschaften des Erregers

Flaviviren bilden, neben den Pestiviren und den Hepaciviren, eine Gattung in der Familie *Flaviviridae*. Alle Flaviviren besitzen eine ähnliche morphologische Struktur, einen identischen Replikationsmechanismus und sind antigenetisch in unterschiedlichem Maße miteinander verwandt. Es handelt sich um umhüllte Viren mit einem Durchmesser von etwa 50 nm. Die einzelsträngige RNA positiver Polarität wird von einem ikosaedrischen Kapsid umgeben. Das Genom hat eine Länge von rund 10.600 Nukleotiden.

Von den mehr als 75 Flaviviren und Flavivirus-Subtypen, die aktuell serologisch und molekularbiologisch differenziert werden können, sind mehr als 40 humanpathogen. Für die Übrigen lässt sich eine Aussage über ihre Humanpathogenität aufgrund fehlender Daten meist nicht treffen. Mindestens 12 Flaviviren können beim Menschen eine entzündliche ZNS-Symptomatik (Meningitis, Meningoenzephalitis, Myelitis) verursachen (Tab. 34). Weitere Flaviviren (Denguevirus Typ 1–4, Gelbfiebervirus, Kyasanur-Forest-Virus, Omsk-Hämorrhagisches-Fieber-Virus) verursachen hämorrhagische Fieber. Letztere können neben dem VHF eine begleitende ZNS-Symptomatik (Enzephalitis, Enzephalopathie) hervorrufen und müssen daher ebenfalls in die Differenzialdiagnose der durch Flaviviren hervorgerufenen Enzephalitiden einbezogen werden.

Flaviviren besitzen die typischen physikochemischen Eigenschaften behüllter Viren und haben deshalb eine niedrige **Tenazität.** Durch Lipasen oder Lipid-Lösungsmittel (z.B. Chloroform, Natriumdesoxycholat, SDS) werden die Virionen schnell inaktiviert. Auch Azeton inaktiviert Flaviviren rasch. Zur **Desinfektion** sind Beta-Propiolakton-, Formalin-, Phenol- und Isopropylalkohol-haltige Desinfektionsmittel mit dem Wirkbereich B geeignet. Diese Substanzen zerstören die Infektiosität und (mit Ausnahme von Beta-Propiolakton) auch die Antigenität von Flaviviren. Bei 56 °C werden Flaviviren innerhalb von 30 min sicher inaktiviert.

Tabelle 34: Beim Menschen Enzephalitis verursachende Flaviviren

Flavivirus	RG	Vorkommen	Überträger	Natürlicher Wirt	Menschliche Erkrankung
Apoi	3	Japan (?)	?	?	Enzephalitis
FSME	3**	Europa, Russland	*Ixodes ricinus*	Kleinnager	Meningitis, Enzephalitis, Myelitis
Dengue 1–4	3	Tropen, Subtropen	*Aedes aegypti, Aedes* spp.	Mensch, Primaten (?)	VHF, Enzephalitis
Gelbfieber	3	Tropen Amerikas und Afrikas	*Aedes aegypti, Aedes* spp.	Primaten, Mensch	VHF, Enzephalitis, Hepatitis
Japan-Enzephalitis	3	Südostasien, Ostasien, Indien	*Culex* spp.	Vögel	Enzephalitis
Kunjin	2	Australien, Südostasien	*Culex annulirostris*	Vögel	Enzephalitis
Kyasanur Forest	3	Indien	*Haemaphysalis spp.*	Primaten	VHF, Enzephalitis
Langat	2	Malaysia, Thailand, Sibirien	*Ixodes* spp.	?	Enzephalitis (selten)
Louping ill	3**	Schottland, Irland, Spanien, Türkei	*Ixodes* spp.	Schafe	Enzephalitis
Modoc	2	USA	?	*Peromyscus* spp.	Meningoenzephalitis
Murray-Valley-Enzephalitis	3	Australien, Südostasien	*Culex annulirostris*	Vögel	Enzephalitis
Omsk-Hämorrhagisches Fieber	3	Sibirien	*Dermacentor pictus*		VHF, Enzephalitis
Powassan	3	USA, Kanada, Ost-Sibirien	*Ixodes* spp.	Kleinnager (?)	Enzephalitis
Rocio	3	Brasilien	*Aedes* spp., Psorophora spp.	Vögel	Enzephalitis
RSSE	3	Asien, Nordwest-Europa	*Ixodes persulcatus*	Kleinnager	Enzephalitis, Enzephalomyelitis
St. Louis-Enzephalitis	3	Nordamerika, Südamerika	*Culex* spp.	Vögel	Enzephalitis

Tabelle 34: Beim Menschen Enzephalitis verursachende Flaviviren (Fortsetzung)

Flavivirus	RG	Vorkommen	Überträger	Natürlicher Wirt	Menschliche Erkrankung
West Nil	3	Süd-, Osteuropa, Asien, Afrika, Nord-, Mittelamerika	*Culex* spp.	Vögel	Enzephalitis, Myelitis

Modifiziert nach [305]. RG = Risikogruppe

Epidemiologie und Übertragungswege

Flaviviren sind grundsätzlich in allen gemäßigten und tropischen Zonen anzutreffen. Allerdings hängt die Verbreitung der einzelnen Flavivirus-Arten vom jeweiligen Vektor ab. Einige Flaviviren (u. a. West-Nil-Virus in Nordamerika, Usutu-Virus in Österreich) haben sich in den letzten Jahren in Regionen ausgebreitet, in denen sie bisher nicht vorkamen. ***In Deutschland ist allerdings weiterhin nur das FSME-Virus verbreitet.***

Flaviviren werden in der Natur überwiegend durch Vektoren (Stechmücken, Zecken) oder durch Ausscheidungen von Reservoirtieren (Nagetiere, Fledermäuse) übertragen (Tab. 35).

An die Vektoren und natürlichen Wirtstiere scheint es eine lange, gemeinsame, evolutionäre Anpassung gegeben zu haben. So sind Flaviviren, die durch Stechmücken übertragen werden, miteinander näher verwandt als durch Zecken oder nicht durch Arthropoden übertragene Flaviviren. ***Damit können Flaviviren in drei große Gruppen eingeteilt werden:***

- ***Durch Zecken übertragene Flaviviren.***
- ***Durch Stechmücken übertragene Flaviviren.***
- ***Nicht durch Arthropoden übertragene Flaviviren.***

Die einzelnen Gruppen werden weiter aufgeteilt in sog. Serokomplexe. Die einzelnen Flavivirus-Serokomplexe sind in Tabelle 36 aufgelistet.

Tabelle 35: Übertragungswege von Flaviviren

Prinzipieller Übertragungsweg	Details des Übertragungsweges	Natürliche Übertragung	Laborübertragung
Kontakt			
	Haut, Bindehaut	knv	✓
	Ingestion	knv	knv
Aerogen			
	Aerosole	knv	✓
	Staub	knv	nb

Tabelle 35: Übertragungswege von Flaviviren (Fortsetzung)

Prinzipieller Übertragungsweg	Details des Übertragungsweges	Natürliche Übertragung	Laborübertragung
Inokulation			
	Vektoren	✓	knv
	Verletzung	nb	✓
	Iatrogen	∅	✓

Interindividueller Übertragungsweg	Art der Übertragung	Natürliches Vorkommen dieser Übertragung
Mensch zu Mensch		
	Kontakt	knv
	aerogen	knv
Tier zu Mensch*		
	Kontakt	✓
	aerogen	✓

* bei einzelnen Flaviviren (z. B. Omsk-Hämorrhagisches-Fieber-Virus oder Alkhumra-Virus) ✓ (kommt vor); knv (kommt nicht vor); nb (nicht bekannt); ø (entfällt)

Tabelle 36: Serokomplexe der Flaviviren

Durch Zecken übertragen	Durch Stechmücken übertragen	Nicht durch Arthropoden übertragen
Säugetier-Flavivirus-Serokomplex	Aroavirus-Serokomplex	Entebbe-Fledermaus Virus-Serokomplex
Vogel-Flavivirus-Serokomplex	Denguevirus-Serokomplex	Modocvirus-Serokomplex
	Japan. Enzephalitisvirus-Serokomplex	Rio-Bravo-Virus-Serokomplex
	Kokoberavirus-Serokomplex	
	Ntayavirus-Serokomplex	
	Spondwenivirus-Serokomplex	
	Gelbfiebervirus-Serokomplex	

Nach [305].

3.2 Krankheitsbild, Therapie und Prophylaxe

Durch Flaviviren hervorgerufene ZNS-Erkrankungen können klinisch nicht voneinander und auch nicht von ZNS-Erkrankungen anderer Genese unterschieden werden. Einige Flavivirus-Enzephalitiden zeigen eine deutlich altersabhängige Manifestationsrate. Die Zentraleuropäische Enzephalitis (Frühsommer-Meningoenzephalitis, FSME) und die St.-Louis-Enzephalitis zeigen in höherem Alter (insbesondere ab dem 50. Lebensjahr) deutlich schwerere Verlaufsformen. Die Japanische Enzephalitis tritt bei jüngeren Kindern und bei älteren Personen häufiger und in schwereren Manifestationsformen auf. Generell verläuft nur ein Teil der Flavivirus-Infektionen manifest als Enzephalitis. Bei der Japanischen Enzephalitis liegt der Anteil klinisch manifester Infektionen bei 0,3–0,5%, bei der FSME erkranken etwa 10% der infizierten Erwachsenen an einer ZNS-Symptomatik.

Das durch einige Flaviviren (Denguevirus, Gelbfiebervirus, Kyasanur-Forest-Virus, Omsk-Hämorrhagisches-Fieber-Virus) verursachte VHF äußert sich mit der in Kapitel B 4.2 beschriebenen klinischen Symptomatik.

Die **Inkubationszeit** liegt bei Flavivirus-Infektionen i.d.R. bei 7–20 Tagen. ***Häufig beginnt die Symptomatik mit plötzlich einsetzendem hohen Fieber sowie mit Symptomen seitens des Respirations- und/oder des Gastrointestinaltraktes. Nach wenigen Tagen wird manchmal eine gewisse Besserung der Symptomatik beobachtet, bevor dann in einer zweiten Erkrankungsphase wieder Fieber auftritt und eine ZNS-Symptomatik einsetzt.*** In leichteren Fällen werden dabei starker Kopfschmerz, Meningitis-Zeichen und Photophobie beschrieben. Im Rahmen enzephalitischer Verlaufsformen treten zusätzlich eine Eintrübung des Bewusstseins bis hin zum tiefen Koma, Lähmungen verschiedener Hirnnerven, Rigor, Tremor und Krampfanfälle auf.

Lähmungen der Muskulatur des Schultergürtels oder der oberen Extremitäten, seltener auch der Muskulatur des Rumpfes oder der unteren Extremitäten, sind Zeichen für eine Enzephalomyelitis. Diese schweren Formen treten häufiger (15–30%) in höherem Alter auf.

Die Prognose der Flavivirus-Infektionen hängt generell vom verursachenden Erreger, vom Alter des Patienten und vom Schweregrad der Erkrankung ab. Die **Letalität** der an Enzephalitis Erkrankten schwankt von ca. 5% (für die FSME) bis zu 40% (Japanische Enzephalitis, Murray-Valley-Enzephalitis). Bei Enzephalitis und insbesondere Myeloenzephalitis werden häufig (bis zu 50%) neurologische und psychische Residuen beobachtet.

Die **Differenzialdiagnose** der durch Flaviviren verursachten ZNS-Infektionen umfasst das gesamte Spektrum der Ursachen der aseptischen Meningitis bzw. Meningoenzephalitis:

- Enteroviren: Coxsackieviren, ECHO-Viren
- Herpesviren: HSV-1, HSV-2, EBV, CMV, HHV-6, VZV
- Alphaviren: VEEV, WEEV, EEEV

- Bunyaviren: California encephalitis virus, La-Crosse-Virus, snowshoe hare virus, Toscana- und andere Sandfliegenfieberviren
- Arenaviren: Lymphozytäres Meningoenzephalitis-Virus, Machupovirus, Juninvirus, Lassavirus, Guanaritovirus
- Adenoviren
- Orthomyxoviren: Influenzaviren
- Paramyxoviren: Masernvirus, Mumpsvirus, Nipahvirus, Hendravirus
- Retroviren: HIV
- *Mycobacterium tuberculosis*
- *Borrelia burgdorferi, B. garinii*
- *Leptospira spp.*
- *Listeria monocytogenes*

Bisher ist eine ursächliche **Therapie** durch Flaviviren verursachter Erkrankungen ***nicht verfügbar.*** Damit bleibt ausschließlich die supportive Therapie zur Aufrechterhaltung lebenswichtiger Funktionen und zur Linderung bestehender Symptome.

Drei Flavivirus-Infektionen können ***durch*** **Impfungen** ***verhindert*** werden: Die ***FSME***, die ***Japanische Enzephalitis*** (jeweils durch einen Totimpfstoff) und das ***Gelbfieber*** (attenuierter Lebendimpfstoff). Der FSME-Impfstoff ist ebenfalls wirksam gegen Infektionen mit dem nahe verwandten ***Virus der Russischen Frühjahr-Sommer-Enzephalitis*** (RSSE) und dem ***Louping-ill-Virus***. Für die Gelbfieberimpfung sind keine schützenden Kreuzreaktionen mit anderen, Enzephalitiden verursachenden Flaviviren bekannt.

Medikamente zur **Postexpositionsprophylaxe** sind ***nicht mehr verfügbar.*** Bis vor einigen Jahren wurde ein humanes FSME-Hyperimmunglobulin eingesetzt. Damit konnte bei Verabreichung bis höchstens 96 h nach Zeckenstich eine FSME-Infektion in rund 60% verhindert werden. Aufgrund des ungeklärten Auftretens von schweren ZNS-Infektionen in Zusammenhang mit der Verabreichung wurde das Präparat zurückgezogen. In Russland werden russische Antikörper-Präparate breit zur Postexpositionsprophylaxe nach Zeckenstichen eingesetzt. Über deren Wirksamkeit liegen keine verlässlichen Daten vor.

3.3 Risikobewertung und Besonderheiten als BT-Agenz

Die als BT-Agenzien relevanten Flaviviren sind in die **Risikogruppe 3** gemäß BioStoffV eingestuft (vgl. Tab. 34). Bei einigen im Labor nicht aerogen übertragbaren Flaviviren gilt die Risikogruppe 3** (s. Kap. 5.3). Bei Verdacht auf eine Infektion durch Flaviviren ist grundsätzlich zunächst die **Schutzstufe 3** einzuhalten (s. Kap. A 3.1). Sofern sich ein Nachweis eines Erregers einer niedrigeren Risikogruppe (3** oder 2) ergibt, kann auf der entsprechenden Schutzstufe weitergearbeitet werden.

Sofern sich im Rahmen der unter Bedingungen der Schutzstufe 2 durchgeführten Routinediagnostik ein Verdacht auf ein Flavivirus ergibt, ist die Arbeit unter Bedingungen der Schutzstufe 3 fortzusetzen oder das Material an ein spezialisiertes Labor weiterzuleiten.

Flaviviren sind bisher noch nicht als **biologische Kampfstoffe** eingesetzt worden. Die VHF auslösenden Flaviviren (Gelbfieber-, Dengue-, Omsk-Hämorrhagisches-Fieber-, Kyasanur-Forest-Fieber-Virus) wurden als BT-Agenzien der **Kategorie A** eingestuft. Die Enzephalitis verursachenden Flaviviren wurden in **Kategorie B** eingestuft. Die von der Europäischen Kommission eingesetzte „BICHAT"-Expertengruppe (Task Force on Biological and Chemical Agent Threats) listet Flaviviren ebenfalls als potenzielle biologische Kampfstoffe auf [260]. Nach Vermutung einiger Autoren haben irakische Laboratorien Flaviviren (u.a. das Gelbfiebervirus) als mögliche Kampfstoffe untersucht [306]. Das Biowaffenarsenal des Irak war jedoch weit weniger entwickelt, als dies einige westliche Geheimdienste behaupteten [307].

Meldepflicht

Gemäß §§ 6, 7 IfSG sind beim Menschen Krankheitsverdacht, Erkrankung und Tod an VHF sowie der Nachweis von VHF-Erregern **meldepflichtig;** unter den hier besprochenen Flaviviren betrifft dies Gelbfieber-, Dengue-, Omsk-Hämorrhagisches-Fieber- und Kyasanur-Forest-Fieber-Virus. Darüber hinaus sind die Gesundheitsbehörden zur Meldung von VHF an die WHO gemäß § 12 (1) IfSG verpflichtet.

Weiterhin ist gemäß § 7(1) IfSG der indirekte bzw. direkte Nachweis von FSME-Virus und Gelbfiebervirus **meldepflichtig,** soweit er auf eine akute Infektion eines Menschen hinweist.

3.4 Probengewinnung und Transport

Zum Nachweis von Virusbestandteilen, kompletten vermehrungsfähigen Viren oder von Antikörpern in Patientenmaterial sind insbesondere Blut und Liquor geeignet. Vermehrungsfähige Flaviviren lassen sich insbesondere in der ersten, virämischen Fieberphase der Erkrankung im Blut nachweisen. Diese umfasst meist den Zeitraum der ersten 72 h nach Auftreten des Fiebers. Das virämische Stadium wird bei sporadischen Erkrankungsfällen üblicherweise nicht erkannt.

Weiterhin können im Rahmen von Intra-vitam- oder Post-mortem-Untersuchungen Biopsiematerial, insbesondere des Gehirns, aber auch verschiedener weiterer Organe (Leber, Milz) für den Virusnachweis aufgearbeitet werden.

Als **Umweltproben** kommen die Wirtstiere (Nagetiere, Fledermäuse, Primaten) bzw. deren Organe (Blut, Gehirn, Leber, Milz) sowie Vektoren der Flaviviren (Zecken, Stechmücken) in Frage.

Der **Probentransport** sollte möglichst rasch und gekühlt (nicht gefroren) erfolgen.

Medizinisches Untersuchungsmaterial mit Verdacht auf die hier besprochenen Flaviviren (Tab. 34) von Menschen und Tieren, ist grundsätzlich als „Biologische Probe, **Kategorie B**" (UN 3373) zu transportieren (s. Kap. A 5.3). Gleiches gilt für natürliche Umweltproben wie z. B. tote Vektoren.

Bei Flaviviren der **Risikogruppen 3 und 3**** (Tab. 34)[27] gilt für angereicherte **Kulturen** und **Proben mit bioterroristischem Hintergrund** die Kategorie A „Ansteckungsgefährlicher Stoff, gefährlich für Menschen" (UN 2814). Diese Proben sollten dem untersuchenden Labor vorab angekündigt werden.

Ausnahmen sind das **Kyasanur-Forest-Virus** und das **Virus des Omsker-Hämorrhagischen Fiebers**. Diese Viren sind immer (auch bei Verdacht) unter **Kategorie A** zu transportieren.

3.4.1 Unspezifische Diagnostik

Enzephalitiden, die durch Flaviviren hervorgerufen werden, können allein durch die klinischen Symptome nicht diagnostiziert werden. Auch eine entsprechende geographische Anamnese mit Informationen über mögliche Risikokontakte (Mücken, Zecken, Nagetiere) kann nur zu einer Verdachtsdiagnose beitragen, die durch virologische Testverfahren gesichert werden muss. Nachdem nicht alle Verbreitungsgebiete der Flaviviren bekannt sind und Flaviviren im Rahmen bioterroristischer Aktivitäten auch außerhalb ihrer natürlichen Verbreitungsgebiete auftreten können, muss bei klinischem Verdacht auf die verschiedenen Flaviviren hin untersucht werden.

Laborchemisch bieten durch Flaviviren verursachte Enzephalitiden ebenfalls keinerlei Auffälligkeiten, die einen Rückschluss auf die Genese zuließen. Häufig werden eine initiale Leukopenie und Lymphopenie beobachtet. Es kann ein erhöhter Liquordruck auftreten. Im Liquor findet sich eine leichte bis mäßige Vermehrung von Monozyten und Lymphozyten. Der Glukose-Gehalt ist weitgehend normal, der Proteingehalt ist ebenfalls normal oder leicht erhöht. Bildgebende Verfahren, insbesondere die Kernspin-Tomographie, zeigen unspezifische Signale in verschiedenen Arealen des Gehirns, abhängig vom Schweregrad und vom verursachenden Flavivirus. Weitere Hinweise zur Bedeutung laborchemischer oder bildgebender Untersuchungen zur differenzialdiagnostischen Abgrenzung gegenüber anderen Erregern finden sich in den MiQ 3 (Sepsis), MiQ 17 (Meningitis/Enzephalitits) und MiQ 25 (Hepatitis).

3.4.2 Kultureller Nachweis

Die Anzucht von Flaviviren aus Serum, aus Leukozytenfraktionen und evtl. auch aus Liquor ist zu Beginn der enzephalitischen Phase möglich. Dazu sollten die Ma-

[27] Einige neurotrope Flaviviren der Risikogruppen 3 und 3** sind in der Beispieltabelle des ADR (Tab. 2) nicht aufgelistet. Hier ist sinngemäß zu verfahren, d. h. für Kulturen gilt Kategorie A.

terialien unverdünnt sowie 1:10 und 1:100 verdünnt in Zellkulturmedium (z.B. Minimal Essential Medium oder Hankscher Lösung) inokuliert werden.

In gleicher Weise können Gewebesuspensionen (1:10) in steriler Kochsalzlösung oder in Zellkultur-Medium zur Virusanzucht verwendet werden. Diese kann in Vertebraten-Zellen (Vero, BHK-21) erfolgen. Alternativ kommt der Nachweis in der 3 Tage alten Babymaus mittels intrazerebraler und intraperitonealer Inokulation in Frage. Bei durch Stechmücken übertragenen Flaviviren kann auch eine Anzucht in Stechmücken-Zellen (C6/36, AP61) oder in lebenden Stechmücken (*Aedes aegypti, Aedes albopictus, Toxorhynchites* spp.) mittels intrathorakaler Inokulation erfolgen.

Die Dauer der Virusanzucht beträgt meist 10–14 Tage. Durch die Verwendung einer Shell-vial-Kultur wird Denguevirus signifikant früher nachgewiesen als durch herkömmliche Kultur [308]. Für andere Flaviviren sind vergleichende Untersuchungen zur Shell-vial-Kultur bisher nicht verfügbar. ***Die Virusanzucht ist damit für die Notfalldiagnostik nur bedingt geeignet, sollte jedoch zur Identifizierung unbekannter Viren und zur näheren Charakterisierung des verursachenden Virusstamms bzw. -typs in einem dafür besonders qualifizierten Labor immer versucht werden.***

In der Kombination von Virusanzucht mit Durchflusszytometrie oder PCR konnte für Denguevirus ein deutlich früherer Nachweis erzielt werden als mittels herkömmlicher Nachweistechniken (Immunfluoreszenz), so dass die Kombination dieser Techniken auch eine erfolgversprechende Alternative für die Diagnostik anderer Flaviviren darstellen könnte [309, 310].

3.4.3 Antigennachweis

Der Nachweis von Virusantigenen mittels immunologischer Nachweisverfahren ist prinzipiell für Flaviviren möglich, wird aber aufgrund der fehlenden Sensitivität in humanem Material kaum durchgeführt. Die für andere Viren etablierte Nachweisgrenze für Antigen-capture-ELISAs von ca. 10^5 Viren/ml wird im Blut, Serum und Organmaterial häufig nicht erreicht. Auch die Virusmenge in den Vektoren ist meist nicht ausreichend für einen positiven Antigennachweis. Diese Methoden sind nur als In-house-Teste verfügbar [311].

In Gewebeschnitten von Biopsien lassen sich Flaviviren mittels immunhistochemischer Verfahren oder Immunfluoreszenz nachweisen. Dazu werden spezifische (monoklonale oder polyklonale) Antikörper gegen einzelne Flaviviren oder mit allen Flaviviren reagierende Pan-Flavivirus-Antikörper verwendet. Der Nachweis erfolgt mittels markierter (z.B. FITC, Peroxidase) sekundärer Antikörper. ***Auch diese Verfahren sind nur in Speziallaboren verfügbar.***

3.4.4 Nukleinsäurenachweis

Zum Nachweisverfahren der Wahl hat sich für die meisten Flaviviren (Ausnahme: z.B. FSME) mittlerweile die PCR entwickelt. Geeignet sind im virämischen Stadium insbesondere Serum oder EDTA-Blut, im Stadium der Organmanifestation auch Liquor oder Biopsiematerial (Leber, Milz, Gehirn, Niere). Für verschiedene Flaviviren wurden entsprechende Verfahren (nested PCR, Echtzeit-PCR) entwickelt. Die PCR hat eine extrem hohe Sensitivität. Durch sie können ggf. auch noch an Antikörper gebundene Viren nachgewiesen werden, die nicht mehr in der Zellkultur anwachsen. Die PCR liefert meist innerhalb eines Tages ein Ergebnis.

Es existieren Pan-Flavivirus-PCR-Verfahren [312–319], ***die alle Flaviviren oder zumindest einen Großteil der humanpathogenen Flaviviren mit mehr oder weniger hoher Sensitivität identifizieren.*** Diese PCRs weisen meist Sequenzen in den nicht kodierenden 5'- oder 3'-Enden der viralen Polymerase- oder Protease-Gene (NS5, NS3) nach, die bei allen Flaviviren konserviert sind. Einzelne Flaviviren können mittels Spezies-spezifischer PCRs (häufig aus Gensequenzen des E-Proteins oder des M-Proteins) nachgewiesen werden:

- Gelbfiebervirus [320–322]
- Zecken-übertragene Flaviviren [323–329]
- Japan-Enzephalitis-Virus [330–334]
- St.-Louis-Enzephalitis-Virus [322, 335–337]
- West-Nil-Virus [337–343]
- Rociovirus [322]
- Murray-Valley-Enzephalitis-Virus [334, 344]
- Kunjinvirus [334, 344]

3.4.5 Serologie

In späteren Stadien der Enzephalitis können Flaviviren häufig weder im Blut noch im Liquor detektiert werden. Eine Diagnose der Infektion gelingt hier in den meisten Fällen jedoch durch den Nachweis von Antikörpern. Diese können als Akutphase-Antikörper (IgM) mittels Indirekter Immunfluoreszenz oder im ELISA diagnostiziert werden [345]. IgG ist vorab aus dem Serum zu absorbieren (mit Ausnahme von µ-capture-ELISA-Testen), um falsch-negative Ergebnisse zu vermeiden. ***Der Nachweis spezifischer IgM-Antikörper aus einer Serumprobe ist i.A. als Hinweis für eine akute oder vor kurzem (30–60 Tage) abgelaufene Flavivirus-Infektion zu werten.*** Im Gegensatz zu IgG-Antikörpern scheinen IgM-Antikörper eine höhere Spezifität zu besitzen [346]. Kreuzreaktivitäten bei IgM-Antikörpern sind seltener.

Ein weiterer Indikator für eine abgelaufene akute Infektion ist der Nachweis eines vierfachen IgM- oder IgG-Titeranstieges in zwei, im Abstand von 10–14 Tagen abgenommenen Serumproben. Verwendung finden insbesondere ELISA-Systeme, indirekte Immunfluoreszenz, der Hämagglutinationstest [280, 347] oder der Neutralisationstest. IgG-Antikörper zeigen breite Kreuzreaktivität gegen verschiedene Flaviviren. Als spezifischstes Testsystem gilt der Neutralisationstest, der allerdings das Arbeiten mit lebenden Erregern voraussetzt. Als Testformate sind der Plaque-Reduktions-Neutralisationstest (PRNT) [287, 288], der Tissue Culture Infectious Dose Neutralisationstest (TCID-Neutralisationstest) [348, 349] und der Rapid Fluorescent Focus Inhibitionstest (RFFIT) [350] in Gebrauch.

Insbesondere bei Flavivirus-Zweitinfektionen oder natürlichen Infektionen nach Flavivirus-Impfungen ist die serologische Diagnostik aufgrund der umfassenden Kreuzreaktivitäten mit verschiedenen Flaviviren schwierig und teilweise auch mit dem Neutralisationstest nicht eindeutig. Prinzipiell muss bei der serologischen Diagnostik von Flaviviren die Impf- und Infektionsanamnese einbezogen werden. Zur serologischen Diagnose der FSME, der RSSE, des Denguefiebers, des Gelbfiebers, des West-Nil-Fiebers und der Japanischen Enzephalitis sind kommerzielle Teste (ELISA und Immunfluoreszenz) erhältlich. Diese weisen allerdings Spezifitätsprobleme durch Kreuzreaktivität auf, insbesondere bei vorbestehenden Flavivirus-Antikörpern.

In fraglichen Fällen kann weiterhin eine Testung auf autochthone Antikörperproduktion im ZNS durchgeführt werden [302, 303]. Hierzu werden IgG-Antikörper im Liquor und im Serum gemessen und zu einem Referenzprotein (z. B. Albumin) in Liquor und Serum in Korrelation gesetzt. Auch der Nachweis spezifischer IgM-Antikörper aus dem Liquor kann bei nicht gestörter Blut-Hirn-Schranke ein deutliches Indiz für eine intrazerebrale Infektion mit dem fraglichen Agens sein. Die Durchführung und Interpretation dieser Untersuchungen werden detailliert in der MiQ 17 – Diagnostik der Meningitis/Enzephalitis – vorgestellt. Der IgM-Nachweis aus Liquor ist zur Untersuchung einer FSME-Infektion i. d. R. nicht indiziert.

3.4.6 Kritische Wertung

In frühen und mittleren Stadien der meisten Flavivirus-Infektion ist die PCR aus Serum, Leukozyten oder Liquor das Nachweisverfahren der Wahl. Da nur als Inhouse-Teste verfügbar, bleibt sie einem Speziallabor vorbehalten. ***In mittleren bis späten Erkrankungsstadien ist der Antikörpernachweis eine lange etablierte und häufig auch einzig zielführende Alternative.***

Positive Flavivirus-Antikörpernachweise sind nur im Zusammenhang mit einer sorgfältigen Anamnese interpretierbar. Insbesondere die Reiseanamnese und eine Risikoanalyse über mögliche Aktivitäten, die einen Kontakt mit entsprechenden Vektoren ermöglichen, müssen für eine Interpretation molekularbiologischer und insbesondere serologischer Ergebnisse berücksichtigt werden. Dabei ist zu berücksichtigen, dass sich einige Flaviviren (u. a. West-Nil-Virus in Nordamerika, Usutuvirus in Österreich) in den zurückliegenden Jahren in Regionen verbreitet haben, in denen sie bisher nicht vorkamen. Nicht zuletzt deswegen ***sollte immer ein spezialisiertes Laboratorium hinzugezogen werden, wenn sich bei der Diagnostik europäischer Flaviviren (FSME) Zweifel in der Befundinterpretation ergeben.***

Insbesondere bei vorbestehenden Flavivirus-Impfungen (FSME, Gelbfieber, Japan Enzephalitis) ***und bei Reisenden, die sich häufig in Tropenregionen aufhalten*** (Dengue-Infektionen), ***sollten die Virusanzüchtung und Serodiagnostik von Flavivirus-Infektionen generell nur durch spezialisierte Laboratorien durchgeführt werden***, da hier kommerziell verfügbare Testsysteme nicht genügend Spezifität aufweisen.

Nationales Referenzzentrum für tropische Infektionserreger:
Bernhard-Nocht-Institut für Tropenmedizin
Bernhard-Nocht-Str. 74
20359 Hamburg
www.bni-hamburg.de

Konsiliarlaboratorium für Alpha- und Flaviviren (außer Dengueviren), zugleich Nationales Referenzlabor für durch Zecken übertragene Krankheiten:
Friedrich-Loeffler-Institut
Institut für bakterielle Infektionen und Zoonosen
Naumburger Str. 96a
07743 Jena
www.fli.bund.de

4 Hämorrhagische Fieberviren (VHF)

Herbert Schmitz

Gemeinsames Merkmal dieser Erreger ist die Verursachung viraler hämorrhagischer Fieber (VHF). Die derzeit bekannten HF-Viren gehören zu vier verschiedenen Virusfamilien: Arenaviren, Bunyaviren, Filoviren und Flaviviren. Arena- und Filoviren führen bei Infektionen des Menschen i.d.R. zu schweren Krankheitsbildern. Sehr selten kommt es auch zu inapparenten Infektionen, die in Endemiegebieten übersehen werden können. Flaviviren, die bis auf das Gelbfiebervirus nur ausnahmsweise hämorrhagische Fieber verursachen, werden in Kapitel C3 besprochen. Die neurotropen Vertreter der Bunyaviren werden in Kapitel C2 besprochen. Für die Diagnostik der Hantaviren wird auf die MiQ 2 (Harnwegsinfektionen) verwiesen.

Von besonderem Interesse sind hier diejenigen Viren, die nicht bzw. nicht nur durch Arthropoden übertragen werden, da ein hohes Infektionsrisiko auch ohne Vektorkontakt besteht und Infektionen von Mensch zu Mensch möglich sind (u.a. nosokomiale Übertragung, absichtliche Freisetzung). Die einschlägigen Erreger sind in Tabelle 37 zusammengefasst.

4.1 Eigenschaften der Erreger

Alle HF-Viren sind behüllte RNA-Viren. ***Natürliche Reservoire der HF-Viren sind Wirbeltiere oder Insekten; an den Menschen sind sie nicht angepasst.***

Arenaviren haben zwei Segmente (S = small und L = large), die Bunyaviren drei (S, M = medium und L). Filoviren haben nur einen Nukleinsäurestrang, der für eine Vielzahl von Struktur- und Nichtstrukturproteinen kodiert.

Die **Tenazität** der HF-Viren ist i.A. niedrig. Schon Erhitzen auf 60 °C über eine Stunde inaktiviert virushaltige Flüssigkeiten (z.B. Serumproben). Alle in der Tabelle aufgelisteten HF-Viren sind mit einer Glykoprotein-Lipidhülle umgeben und daher durch eine Vielzahl von Desinfektionsmitteln inaktivierbar (z.B. 1% Triton, Hypochloritlösung). Für die **Hände-, Flächen- und Gerätedesinfektion** sind Desinfektionsmittel mit dem Wirkungsbereich B zu fordern.

Wegen der Vielfalt der in Tabelle 37 aufgelisteten Erreger wird auf eine gesonderte Darstellung der Epidemiologie und der Übertragungswege im Text bzw. in einer eigenen Tabelle verzichtet.

Tabelle 37: HF-Viren mit möglicher direkter Mensch-zu-Mensch-Übertragung

Virus	Risikogruppe	Krankheitsbezeichnung	Endemiegebiete	Natürliches Reservoir	Übertragung
Familie Arenaviridae					
Lassa	4	Lassafieber	Westafrika	Nager	Inhalation infektiöser Exkrete; Mensch zu Mensch (Rachensekret, Blut, Körperflüssigkeiten)
Junin	4	Argentinisch. Hämorrh. Fieber	Argentinien	Nager	
Machupo	4	Bolivian. Hämorrh. Fieber	Bolivien	Nager	
Guanarito	4		Venezuela	Nager	
Flexal	3		Brasilien		
Sabia	4		Brasilien		
Familie Bunyaviridae					
CCHF (Krim-Kongo Hämorrhagisches Fieber)	4	Krim-Kongo Hämorrh. Fieber (Zentralasiat. Hämorrh. Fieber)	Afrika südlich der Sahara, Osteuropa, Zentralasien	Hasen, Igel, Strauß, Huftiere	Zeckenbiss, Kontakt mit Blut von infizierten Menschen oder Tieren
RVF (Rift Valley Fever Virus, Rifttalvirus)	3	Rifttal-Fieber	Subsahara, Afrika	Aedes-, Culex- und andere Mücken, Huftiere (Ziegen, Schafe und Rinder)	Direkter Kontakt mit infizierten Tieren bzw. Schlachtfleisch
Hantaviren (s. MIQ 2, Harnwegsinfektionen)	2–3				Evtl. Mensch zu Mensch bei Andes-Virus

Tabelle 37: HF-Viren mit möglicher direkter Mensch-zu-Mensch-Übertragung (Fortsetzung)

Virus	Risikogruppe	Krankheitsbezeichnung	Endemiegebiete	Natürliches Reservoir	Übertragung
Familie Filoviridae					
Ebola	4	Ebola Hämorrh. Fieber (EHF)	Zentral- und Westafrika, Sudan	Primaten (?) Fledermäuse	Affen, enger, ungeschützter Kontakt (Blut, Sekrete) zu Kranken
Marburg	4	Marburg Hämorrh. Fieber (MHF)	Zentralafrika	Primaten (?) Fledermäuse	Ähnlich wie Ebola

4.2 Krankheitsbild, Therapie und Prophylaxe

Bei allen hier aufgelisteten Erregern viraler hämorrhagischer Fieber (VHF) liegt die Inkubationszeit zwischen 5 und 14 Tagen. Längere Inkubationszeiten sind wahrscheinlich auf ungenaue klinische Angaben hinsichtlich des Erkrankungsbeginns zurückzuführen. ***Das Spektrum der VHF erstreckt sich von milden Infektionen bis zu ernsten, z.T. hoch fieberhaften Erkrankungen. Die Krankheiten beginnen mit einem Grippe-ähnlichen Vorstadium, das oft noch in die Inkubationsperiode mit eingerechnet wird.***

Typischerweise werden durch die Virusvermehrung Leberzellen geschädigt, was zu erhöhten Konzentrationen von Lebertransaminasen im Serum führt, wobei die ASAT-Werte die ALAT-Werte übersteigen. Alle HF Virus-Infektionen können am 5.–8. Krankheitstag zu deutlichen Organmanifestationen führen (Leber, Lunge, Niere, Pankreas, Gehirn, Herz). Zu diesem Zeitpunkt treten auch Gerinnungsstörungen und damit ein intravasaler Flüssigkeitsverlust auf. Die Hypovolämie ist durch Infusionen schwer beherrschbar. Der Tod tritt oft durch einen hypovolämischen Schock mit Herzstillstand ein.

Der Pathomechanismus, der den schweren Krankheitsformen typischen Endothelschäden und hämorrhagischen Manifestationen bei schweren Krankheitsverläufen zugrunde liegt, ist bisher nur zum Teil geklärt. Wahrscheinlich spielen für die Pathogenese des hämorrhagischen Schocks proinflammatorische Zytokine eine Rolle [351]. Die **Letalität** ist bei Filovirus- Erkrankungen am höchsten (50–80%), liegt bei CCHF und Rifttal-Fieber bei 20–50% und bei Lassavirus bei 20%. Lassavirus-Infektionen sind in Afrika etwa hundertmal häufiger anzutreffen als Filovirus-Infektionen.

Beim VHF kommen **differenzialdiagnostisch** eine ganze Reihe anderer Erkrankungen in Frage wie Malaria, Denguefieber, Hepatitis B, Meningokokken-Sepsis, Typhus, generalisierter Herpes simplex sowie Medikamenten-Intoxikationen.

Derzeit gibt es ***keine zuverlässige, antivirale*** **Therapie** (bei Lassa-Fieber scheint eine frühzeitige Ribavirin-Behandlung; anfangs 30 mg/kg KG, sinnvoll). Auf jeden Fall muss eine Substitution des Flüssigkeitsverlustes angestrebt werden.

In Deutschland zugelassene **Impfstoffe *existieren nicht.*** Gegen das Argentinische HF (Juninvirus) gibt es einen zuverlässigen Impfstoff, der in Argentinien zugelassen ist. Gegen die meisten anderen VHF sind Impfstoffe in Entwicklung.

4.3 Risikobewertung und Besonderheiten als BT-Agens

Die meisten HF-Viren sind in die **Risikogruppe 4** gemäß BioStoffV eingestuft, das Krim-Kongo-Virus gehört zur **Risikogruppe 3.** Beim Umgang mit diesem Erreger sind die entsprechenden Schutzmaßnahmen einzuhalten (s. Kap. A 3.1). Die Untersuchung – auch von Verdachtsfällen – sollte nur in spezialisierten Laboren erfolgen.

Im Umgang mit potenziell an VHF erkrankten Patienten sowie deren Laborproben ist äußerte Vorsicht geboten. Als wesentliche prophylaktische Maßnahme ist eine persönliche Schutzausrüstung angeraten (Atemschutzmasken FFP3 SL, Einmalhandschuhe, Brille oder anderer Spritzschutz, dicht schließende Vollschutzkleidung). Alle Geräte sind zu sterilisieren oder, sofern dies nicht möglich ist, mit einem zugelassenen Verfahren zu desinfizieren. Auch **Leichen** sind hoch infektiös und dürfen nur in speziell dafür eingerichteten pathologischen Instituten seziert werden.

Die durch VHF-Erreger sind – trotz ihrer Seltenheit – weithin bekannt und besonders gefürchtet. HF-Viren kommen deshalb für **biologische Anschläge** besonders in Frage. Sie wurden von der CDC in **Kategorie A** der BT-Agenzien eingestuft.

Darüber hinaus sind sie in vielen Entwicklungsländern endemisch, so dass die Erreger relativ leicht zu beschaffen sind. Die Letalität ist hoch, spezifische Therapien fehlen. Bei den von Mensch zu Mensch übertragenen Krankheiten ist eine Ausbringung relativ einfach. Nicht publizierte Versuche mit Filoviren an Affen in Russland deuten allerdings darauf hin, dass die aerogene Ausbringung nicht sehr effektiv ist.

Praktisch alle HF-Viren lassen sich in Gewebekultur in hohen Konzentrationen anzüchten. Für nicht-staatliche Akteure dürfte gegenwärtig der hohe technische Aufwand dafür noch limitierend sein. Es ist jedoch nur eine Frage der Zeit, bis auch potenzielle kriminelle oder terroristische Angreifer über geeignete Labore verfügen und HF-Viren vermehren können – ggf. unter Inkaufnahme einer persönlichen Gesundheitsgefährdung.

Allerdings werden gegenwärtig gentechnisch hergestellte Impfstoffe gegen die meisten Risikogruppe-4-Viren (Lassa, Ebola, Marburg) entwickelt, sodass bei einem Ausbruch in Zukunft relativ schnell ein Impfschutz erreicht werden kann.

Meldepflicht

Gemäß § 6 (1) IfSG sind beim Menschen Krankheitsverdacht, Erkrankung und Tod an VHF **meldepflichtig**.

Weiterhin ist gemäß § 7(1) IfSG der direkte und indirekte (serologische) Nachweis von HF-Viren **meldepflichtig**, soweit er auf eine akute Infektion eines Menschen hinweist (Ebolavirus, Marburgvirus, Lassavirus und Hantaviren werden im Gesetz zusätzlich explizit aufgeführt). Darüber hinaus sind die Gesundheitsbehörden zur Meldung an die WHO gemäß § 12 (1) IfSG verpflichtet.

Bei Tieren besteht für Ebola- und Rifttalvirus gem. § 9 TierSG **Anzeigepflicht** bei Krankheitsverdacht oder -ausbruch sowie bei Erregernachweis.

4.4 Probengewinnung und Transport

Bei menschlichen Krankheitsfällen ist das Material mit der höchsten Viruskonzentration die Blut- bzw. (für die PCR) die Serumprobe. Notfalls kann für den PCR-Nachweis auch Vollblut verwendet werden, da mit heutigen Methoden Hämoglobin, das die Reaktion stört, gut abgetrennt werden kann. Auch kann mit dem Erythrozytenanteil im Rahmen der Differenzialdiagnostik noch eine Malariadiagnostik durchgeführt werden.

Eine Transporttemperatur von 4 °C ist empfehlenswert.

HF-Viren der Risikogruppe 4, einschließlich medizinischen Untersuchungsmaterials, müssen als **Kategorie A „Ansteckungsgefährlicher Stoff, gefährlich für Menschen“** (UN 2814) transportiert werden (s. Kap. A 5.3). Gleiches gilt für Hantaanvirus und Hantaviren, die hämorrhagisches Fieber mit renalem Syndrom hervorrufen[28].

Bei den übrigen HF-Viren der Risikogruppe 3 (z.B. Rifttalvirus) kann **Medizinisches Untersuchungsmaterial** von Menschen und Tieren als „Biologische Probe, Kategorie B“ (UN 3373) transportiert werden, sofern es sich nicht um angereicherte Kulturen oder Proben mit bioterroristischem Hintergrund handelt.

4.5 Labordiagnostik

Da auch nach eigenen Erfahrungen (BNI, Hamburg) Antikörper bei schweren VHF frühestens nach dem 7. Krankheitstag nachzuweisen sind, ***ist die Methode der Wahl bei Verdacht auf eine frische Infektion der direkte Virusnachweis. Für die Untersuchung von Umweltproben (kontaminierte Luft oder kontaminiertes Erdreich) kommt ausschließlich dieses Verfahren in Frage.***

---

[28] Vergleiche hierzu Fußnote 2 auf Seite 7

4.5.1 Kultureller Nachweis

Alle HF-Viren lassen sich in Gewebekultur auf Verozellen anzüchten. Für eine komplette Charakterisierung (Neutralisierbarkeit, Replikationskinetik, Inaktivierungsmethoden) ***eines Erregers ist die Vermehrung in Zellkultur eine unbedingte Voraussetzung.*** Diese Methode bleibt allerdings zwingend Speziallaboren vorbehalten.

Ein sicheres Ergebnis kann erst mehrere Tage nach Beimpfung der Kultur erhalten werden. Besonders hoch scheint der Erfolg einer Virusisolierung bei Arenaviren zu sein. So lassen sich selbst aus RT-PCR positiven Serumproben, die ungekühlt aus West-Afrika geschickt wurden, häufig noch Lassaviren anzüchten.

4.5.2 Antigennachweis

Zum Nachweis von Lassavirus in Blutproben steht ein Antigennachweis zur Verfügung [352]. Auch wurde inzwischen ein Antigennachweis für Ebolaviren (Typ Zaire) beschrieben [353]. Für Antigennachweise von Krim-Kongo- und Rifttalviren gibt es bislang keine publizierten Daten. In allen publizierten Fällen werden Sandwich-Techniken verwendet, bei denen monoklonale Antikörper an die Festphase (Mikrotiterplatte, Polystyrol-Beads) gekoppelt und nach Zugabe der zu untersuchenden Proben die Detektion mit enzymmarkierten, monoklonalen Antikörpern erfolgt. ***Sensitivität und Spezifität der Antigennachweise für VHF sind aufgrund der Seltenheit der Erkrankungen meist nicht genauer untersucht. Daher haben diese Teste experimentellen Charakter und können sinnvollerweise nur von Laboren betrieben werden, die entsprechende kontrollierte Studien durchführen.***

4.5.3 Nukleinsäurenachweis

Im Vergleich zu Antigentesten oder auch zur Anzüchtung schneidet die RT-PCR bezüglich eines erfolgreichen Nachweises am besten ab, weil sie mindestens hundertfach empfindlicher ist. In positiven Kontrollmaterialien (z.B. lyophilisierte Gewebekulturüberstände infizierter Kulturen) können im Vergleich zu den anderen Methoden 100–1000fach geringere Viruskonzentrationen nachgewiesen werden. Allerdings ist keiner der PCR-Nachweise ausreichend im Sinne des Medizinproduktegesetzes und einschlägigen EU-Richtlinien validiert. ***Daher haben diese Teste experimentellen Charakter und bleiben Speziallaboren vorbehalten.***

Für den Nachweis werden Primer aus hoch konservierten Genomregionen der Viren ausgewählt.

Sofern ein längerer, gut konservierter Bereich auch zwischen den Primersequenzen zu finden ist, kann das Resultat der Amplifikation über zwei benachbarte, fluoreszenzmarkierte Sonden mit der FRET-Technik (fluorescence resonance energy transfer) gemessen werden. Diese Methode (als 3`-Nukleasetechnik oder mit „kissing probes“) hat den Vorteil geringerer Kontaminationsgefahr und relativer Robustheit gegen Punktmutationen.

Sofern es sich bei dem zu untersuchenden Material um Flüssigkeiten handelt, werden 140 µl des Untersuchungsmaterials mit 560 µl Extraktionspuffer (Guanidium-Isothiocyanat, GIT) versetzt und die RNA über Glaspartikel aufgereinigt und mit 100 µl Wasser eluiert. Durch den GIT-Zusatz wird die Infektiosität aller HF-Viren sicher eliminiert.

Die Mitführung von Positiv-, Negativ- und Inhibitionskontrollen erfolgt nach den Vorgaben der MiQ 1. Als Positivkontrolle dient *in vitro* transkribierte RNA, die aus dem Referenzlabor bezogen werden kann. Für die meisten der hier aufgelisteten RT-PCRs stehen auch exakt quantifizierte, inaktivierte Virussuspensionen in lyophilisierter Form zur Verfügung.

Im NRZ werden die nachfolgend beschriebenen RT-PCRs durchgeführt (s.a. Tab. 38).

a) Arenaviren

Lassavirus: Speziell für die verschiedenen Lassavirus-Stämme (Sierra-Leone, Elfenbeinküste und Nigeria) werden PCR-Primer benutzt, die im S-Gen des Virus ansetzen [354].

Für den Nachweis aller Altwelt-Arenaviren werden gegen die L-Gene der Arenaviren gerichtete Primer verwendet [355].

Juninvirus (Neuwelt-Arenavirus): Die Primer-Zielsequenzen liegen in Nukleoprotein-kodierenden Regionen des S-Gens. Hierfür ist eine Echtzeit-PCR mit FRET-Sonden beschrieben [356].

Für den Nachweis aller Neuwelt-Arenaviren werden gegen den S-Gen-Bereich gerichtete Primer verwendet [356]. Hier muss allerdings der Nachweis des Amplifikats über eine Gelelektrophorese erfolgen.

b) Filoviren

Für Marburg- und Ebolaviren werden die von Sanchez et al. [357] beschriebenen Filovirus-Primer gegen den sGP (nicht sezerniertes Glykoprotein) kodierenden Genbereich empfohlen, vorzugsweise in der Modifikation von Drosten et al. [272] als einstufige Echtzeit-PCR. Die Sensitivität ist mit 15 Genomäquivalenten sehr hoch.

Für eine weitere Differenzierung der Filoviren kommen PCR-Methoden zur Anwendung, die selektiv Marburg- [358] und Ebolaviren [359] nachweisen.

c) Bunyaviren

Für Krim-Kongo-Viren existiert eine einstufige Echtzeit-RT-PCR mit hoher Sensitivität [360]. Diese PCR ist als einziges bislang veröffentlichtes Verfahren in der Lage, alle bislang weltweit aufgetretenen klinisch relevanten Krim-Kongo-Virus-Stämme nachzuweisen. Als weiteres Verfahren zur Diagnostik und Typisierung, auch unter einfachen Laborbedingungen, steht ein Chip-basierter Hybridisierungsassay am Institut für Mikrobiologie der Bundeswehr, München, zur Verfügung.

Zum Nachweis von Rifttalvirus existiert ebenfalls eine Echtzeit-RT-PCR [272].

Tabelle 38: Primer und Sonden für den Nachweis von HF-Viren

Virus und Zielregion	Methode	Primer	Sequenz (5'→ 3')	Publ. Sequenzen	Sensitivität	Referenz
Arenavirus Familie; L-Gen	Einschritt	LVL3359A, LVL3359D, LVL3359G, LVL3754A, LVL3754D	AGAATTAGTG-AAAGGGAGAG-CAATTC, AGAAT-CAGTGAAAGGGA AAGCAATTC, AG-AATTAGTG-AAAGGGA-GAGTAACTCCAC, CACATCATTGGTC-CCCATTTACTAT-GATC, CACAT-CATTGGTCCCCAT TTACTGTGATC	28 (Familie)	30 GEq pro Ansatz	[355]
Lassa; GPC	Zwei-schritt, South. Blot	36E2	ACCGGG-GATCCTAGGCTTT (G), ATATAATGAT-GACTGTTGTTCTTT GTGCA (AG)	11	1–10 GEq pro Ansatz	[354]
"	Einschritt, Echtzeit	"	"	"	14 GEq pro Ansatz	[272]
Filoviren; Polymerase	Zwei-schritt, Echtzeit	Filo-A, Filo-B	ATGTGGTGGGT-TATAATAATCACT-GACATG, ATCGG-AATTTTTCTTTCTC ATT	9 Familie	15 GEq	[272, 357]
Ebola (Zaire/ Sudan), GP	Einschritt, Echtzeit	EBO-GP1-Dfwd, EBO-GP1-Drev, EBO-GP1-ZPrb, EBO-GP1-SPrb	TGGGCTG-AAAAYTGCTA-CAATC, CTTGTG-MACATASCGGCA C, FAM-CTACCAG-CAGCGCCA-GACGG-TX, VIC-TTACCCCACCGC-CGGATG-TX	12	10–100 fg pro Ansatz	[359]

Tabelle 38: Primer und Sonden für den Nachweis von HF-Viren (Fortsetzung)

Virus und Zielregion	Methode	Primer	Sequenz (5'→ 3')	Publ. Sequenzen	Sensitivität	Referenz
CCHF; NP	Einschritt, Echtzeit	RWCF, RWCR, SE01, SE03, SE0A	CAAGGGGTAC-CAAGAAAATG-AAGAAGGC GC-CACAGGGATTGTT CCAAAGCAGAC, FAM-ATCTACATG-CACCCTG-CTGTGTTGACA-TX, FAM-ATTTA-CATGCACCCTGC-CGTGCTTACA-TX, FAM-AGCTTCTTC-CCCCACTTCATTG-GAGT -TX	70	13 GEq pro Ansatz	[360]
Rift-Valley; G2	Einschritt, Echtzeit	RVS, RVAs, RVP	AAAGGAACAATG-GACTCTGGTCA, CACTTCTTACTAC-CATGTCCTCCAAT, FAM-AAAGG-CTTTGATATCTCT-CAGTGCC CCAA-TX	43	16 GEq pro Ansatz	[272]

GEq = Genomäquivalent

4.5.4 Serologie

Da sich alle HF-Viren in Gewebekultur vermehren, lassen sich problemlos Immunfluoreszenz-Ausstriche zur Mikroskopie herstellen. ***Für alle hier abgehandelten Viren existieren als Kontrollen geeignete Antiseren (Referenzlabor). Besonders wichtig ist beim Nachweis von IgG- und IgM-Antikörpern, dass genügend nichtinfizierte Zellen zum Ausschluss von antizellulären Antikörpern im Präparat vorhanden sind.*** Zur Verbesserung der Spezifität bei der Ablesung wird eine Gegenfärbung der Virusantigene mit Rhodamin-markierten, monoklonalen Antikörpern durchgeführt. Damit kann beurteilt werden, ob die Antikörper in den Patientenproben selektiv an Stellen der intrazellulären Virusantigen-Produktion binden (Kolokalisation). Schließlich sind bei allen Testen entsprechende Positiv-, Grenzwert- und Negativkontrollen mitzuführen.

4.5.5 Kritische Wertung

Generell bieten Antigennachweise wegen der einfachen Handhabung und ihrer Robustheit unter Feldbedingungen in Entwicklungsländern gegenüber der PCR den Vorteil, ohne gute Infrastruktur ein brauchbares Ergebnis zu liefern. Allerdings ist in allen Fällen, in denen ein Thermocycler betrieben werden kann (Stromaggregat), ***die PCR wegen der deutlich höheren Empfindlichkeit vorzuziehen.***

Je nach Wahrscheinlichkeit für eine Infektion mit HF-Viren (Aufenthalt in Endemiegebieten, passende Inkubationszeit) muss ein positives PCR-Ergebnis durch eine zweite PCR mit anderen Primern bestätigt werden. Zur weiteren Absicherung soll eine Virusisolierung und ggf. ein Antigentest erfolgen.

Etwa eine Woche nach Krankheitsbeginn kann auch mit einer Bildung von Antikörpern (zunächst IgM) gerechnet werden.

Nationales Referenzzentrum für tropische Infektionserreger:
Bernhard-Nocht-Institut für Tropenmedizin
Bernhard-Nocht-Str. 74
20359 Hamburg
www.bni-hamburg.de

Konsiliarlaboratorium für Filoviren:
Klinikum der Philipps-Universität Marburg
Institut für Virologie
Robert-Koch-Straße 17
35037 Marburg
www.med.uni-marburg.de

Konsiliarlaboratorium für Hantaviren:
Institut für Medizinische Virologie
Charité-Universitätsmedizin Berlin Campus Charité Mitte
Helmut Ruska Haus
10098 Berlin
www.charite.de

5 Influenza-A-Virus (Influenza und AIV-Zoonose)

Alexander S. Kekulé

Influenza-A-Virus (engl.: Influenzavirus A) ist der wichtigste Erreger der Influenza des Menschen („Grippe"), die allein in Deutschland jährlich etwa 8.000 bis 10.000 Todesopfer fordert. Etwa dreimal pro Jahrhundert führen neu auftretende Subtypen zu weltweiten Pandemien, die zuletzt (1957, 1968) jeweils etwa 1–2 Mio. Opfer gefordert haben.

Wie sich kürzlich herausstellte, war die wesentlich höhere Opferzahl von etwa 62 Mio. [361] während der Pandemie von 1918/19 (Spanische Grippe) auf ein besonders pathogenes Influenzavirus zurückzuführen, das durch adaptive Mutation eines aviären Influenzavirus (AI-Virus, **AIV**) entstanden ist [362–366]. Seit 2003 grassiert in Eurasien und Afrika ein hochpathogenes aviäres Influenzavirus (H5N1-Asia), das selten auch den Menschen infiziert und hier zu schwersten Erkrankungen (AIV-Zoonosen) führt.

Erkrankungen vom Typ der Spanische Grippe durch hochpathogene, pandemische Influenzaviren sowie Zoonosen durch hochpathogene AI-Viren (HPAI-Viren) müssen deshalb von der gewöhnlichen, saisonalen Influenza abgegrenzt werden. *Neue und rekonstruierte pandemische Influenzaviren* sowie *HPAI-Viren* wurden kürzlich als BT-Agenzien der Kategorie C klassifiziert und in die Liste der „Select Agents" aufgenommen. Ihre Besonderheiten werden im Folgenden besprochen[29].

5.1 Eigenschaften des Erregers

Influenzaviren sind behüllte RNA-Viren aus der Familie *Orthomyxoviridae*. Von den drei **Genera (Typen) A, B und C** ist das Genus **Influenzavirus-A** aufgrund seiner hohen Pathogenität und antigenischen Wandlungsfähigkeit von besonderer Bedeutung. Das Genus Influenzavirus-A wurde bisher nicht in verschiedene Spezies unterteilt. Einzige Spezies ist **Influenza-A-Virus** (NB: Schreibweise im Gegensatz zum Genus), das aufgrund der serologischen Eigenschaften des Hämagglutinins (HA) und der Neu-

[29] Die saisonale Influenza wird in MiQ 7/8 „Infektionen der tiefen Atemwege" behandelt.

raminidase (NA) in **Subtypen** unterschieden wird, von denen meist mehrere **Virusstämme** (Isolate) existieren. Aufgrund der erheblichen epidemiologischen und pathogenetischen Unterschiede der Virusstämme werden diese i.A. als „Influenza-A-Viren" bezeichnet, obwohl es sich nicht um eigene Spezies handelt.

Die gegenwärtige **Nomenklatur der Stämme** (Isolate) enthält den Virustyp (Genus A, B oder C), den Wirt (weggelassen bei humanen Viren) sowie Ort, Stammnummer und Jahr der Erstisolierung, gefolgt von den HA- und NA-Subtypen in Klammern. Beispielsweise heißt das erste Isolat eines Vogelgrippevirus, das 2005 von einer Gans am Qinghai-See in China isoliert wurde:

Influenza A/black-headed goose/Qinghai/1/2005 (H5N1)

Die pleomorphen **Virionen** der Influenza-A-Viren können *sphärisch* mit ca. 100 nm Durchmesser oder *filamentös* mit ca. 300 nm Länge sein. In der Elektronenmikroskopie sind auf der Virusoberfläche deutliche Spikes von 10–14 nm erkennbar, die den Oberflächenproteinen HA und NA entsprechen [367–370].

In die Hülle der Influenza-A-Viren sind **HA**, **NA** und das Ionenkanäle formende **M2**-Protein als Oberflächenantigene eingebettet. Darunter liegt das Matrix-Protein (**M1**), welches den Ribonukleoprotein-Komplex (**RNP**) umgibt. Der RNP besteht aus den Polymerase-Proteinen PB1 (polymerase basic 1), PB2 (polymerase basic 2) und PA (polymerase acid), den Nukleoprotein (NP) sowie der genomischen RNA [371].

Das einzelsträngige **Genom** der Influenza-A-Viren besteht aus etwa 13 kb Minusstrang-RNA, die in acht **Segmente** geteilt ist. Die acht Segmente tragen jeweils ein Gen für die acht Virusproteine HA, NA, M1, M2, PB1, PB2, PA und NP [372].

Die Anheftung der Viren (attachment) erfolgt durch Bindung von HA an einen Sialinsäure-haltigen[30] **Rezeptor** auf der Zelloberfläche. Diese Bindung des HA ist hauptverantwortlich für die **Wirtsspezifität** verschiedener Influenza-A-Viren. Humanpathogene Influenzaviren binden vorzugsweise an Sialinsäurereste (SA), die α2,6-glykosidisch mit der benachbarten Galaktose (Gal) verknüpft sind (SAα2,6Gal). Im Gegensatz dazu binden aviäre Influenzaviren bevorzugt an α2,3-glykosidisch gebundene Sialinsäurereste (SAα2,3Gal) [373]. Dementsprechend finden auf dem Epithel der oberen Atemwege und Trachea des Menschen hauptsächlich SAα2,6Gal-, im Darmepithel von Enten (dem Replikationsort von AI-Viren) dagegen SAα2,3Gal-Zucker[31].

Nach der Adsorption wird das Virion endozytiert, Protonen aus dem Endosom strömen durch die M2-Ionenkanäle in das Virusinnere. Im sauren Milieu kommt es zur – wiederum durch HA vermittelten – Fusion der viralen Membran mit der Endosomen-Membran. Damit HA die Fusion vermitteln kann, muss es zunächst **durch zelluläre Proteasen gespalten** werden [375]. Die Spaltbarkeit des HA ist unmittelbar mit der Virulenz und der Gewebsspezifität verknüpft: Das HA hochpathogener H5- und H7-

---

[30] Sialinsäure (sialic acid, SA) wird hier synonym für N-Acetylneuraminsäure (NANA) gebraucht. Die in der Chemie übliche Abkürzung NA für Neuraminsäure wird vermieden, da sich diese in der Virologie auf die Neuraminidase bezieht.

[31] Bemerkenswerterweise enthält beim Menschen das kubische Epithel der Bronchioli und Alveolen wiederum bevorzugt SAα 2,3Gal-Zucker. Dies könnte erklären, warum es in seltenen Fällen zu menschlichen Infektionen durch aviäres Influenzavirus vom Subtyp H5N1 kommt [374, 367].

Subtypen enthält zahlreiche basische Aminosäuren an der Spaltstelle, die von ubiquitären Proteasen (z. B. Furin, PC6) erkannt wird [376–378]. Deshalb verursachen diese Viren systemische Infektionen bei Geflügel. Im Gegensatz dazu enthält das HA avirulenter Influenza-A-Viren nur ein einziges Arginin an der Spaltstelle, die nur von gewebsspezifischen Proteasen (z. B. Bronchialepithel) erkannt wird[32].

Anschließend wandert das RNP in den Zellkern, wo sich das Virusgenom über eine intermediäre Plusstrang-RNA **repliziert.** Die neu synthetisierten Virusbestandteile werden an die apikale Membran der Epithelzelle transportiert und zu neuen Virionen zusammengefügt, die durch Ausknospung (budding) freigesetzt werden. Die **Ablösung der Virionen** von der Wirtszelle wird durch die NA-Aktivität ermöglicht, die durch Abspaltung terminaler Sialinsäurereste die HA-Rezeptoren auf der Zelloberfläche zerstört und dadurch ein Binden der neu entstandenen Viren verhindert [382, 383].

Influenza-A-Viren können ihr genetisches Material durch verschiedene Mechanismen verändern. Beim **Reassortment** werden nach Doppelinfektion einer Wirtszelle mit zwei verschiedenen Virusstämmen die acht Genomsegmente neu arrangiert. Hierbei können $2^8-2 = 254$ verschiedene neue Virusnachkommen entstehen[33]. Auf diese Weise kommt es in größeren Zeitabständen zum **Antigenshift** der zirkulierenden humanpathogenen Influenzaviren. So entstanden z. B. die Pandemieviren von 1957 und 1968, die sowohl aviäre HA- bzw. NA-Gene als auch Genomsegmente von humanpathogenen Influenzaviren enthielten [382, 384]. Auch das derzeit in Asien zirkulierende aviäre Influenzavirus H5N1 entstand durch mehrere Reassortments bei Vögeln [385].

Die **Entstehung neuer Pandemieviren** kann nach aktuellem Kenntnisstand auf zwei verschiedenen Wegen erfolgen. Die Viren der Pandemien von 1957 (Asiatische Grippe) und 1968 (Hongkong-Grippe) entstanden durch **Reassortment** von aviären und humanen Influenzaviren. Ob dabei ein Mensch oder möglicherweise ein anderes Säugetier (Schwein) als doppelt infiziertes „mixing vessel" fungiert hat, ist noch ungeklärt. Typischerweise sind solche Reassortanten weniger humanpathogen als die elterlichen Vogelgrippeviren, da sie nicht an den neuen Wirt (Mensch) adaptiert sind.

Wie sich erst kürzlich zeigte, entstand das Pandemievirus von 1918/19 (Spanische Grippe) jedoch durch einen anderen Mechanismus, der als **adaptive Mutation** bezeichnet wird [362–366, 386, 387]. ***Da Influenzaviren keine strenge Wirtsspezifität aufweisen, können aviäre Influenzaviren gelegentlich auch Menschen infizieren, insbesondere bei sehr hoher Virusdosis (z. B. Inhalation von getrocknetem Vogelkot) oder parenteraler Inokulation (z. B. Vogelblut in offenen Wunden).*** Die Wahrscheinlichkeit für eine derartige Infektion eines fremden Wirts ist bei hochpathogenen AI-Viren relativ hoch (hohe Virusdosis, Spaltung des HA durch ubiquitäre Proteasen). Der neue Wirt ist aufgrund der fehlenden Anpassung des Virus zunächst nicht oder nur sehr gering infektiös für seine Artgenossen (Sackgassenwirt). Jedoch können AI-Viren sich durch schrittweise Mutationen an den Menschen anpassen (adaptive Muta-

---

[32] Dazu gehört auch Plasmin [379], das durch verschiedene bakterielle Proteasen aktiviert wird [380]. Darüber hinaus kann auch eine Protease von S. *aureus* HA spalten [381]. Dies könnte ein Grund für die Entstehung von Influenzapneumonien bei bakterieller Koinfektion sein.

[33] $2^8 = 256$ minus die Genotypen der beiden Elternviren.

tion), wobei die Infektiosität innerhalb der neuen Wirtsspezies zunimmt, bis schließlich ein neues Pandemievirus entsteht. Nach dem Wirtswechsel durch adaptive Mutation behalten die AI-Viren i.A. ihre hohe Virulenz (im Gegensatz zum Wirtwechsel durch Reassortment). Wahrscheinlich war aus diesem Grunde das durch adaptive Mutation entstandene Pandemievirus von 1918/19 weit höher pathogen als die Pandemieviren von 1957 bzw. 1968.

Unabhängig vom (seltenen) Antigenshift verändert sich das Genom der Influenza-A-Viren kontinuierlich durch einfache **Mutationen** und (seltener) durch **Rekombination** größerer Genabschnitte [388–395]. Infolgedessen kommt es zur langsamen Veränderung der Antigeneigenschaften zirkulierender Influenzaviren, die als **Antigendrift** bezeichnet werden.

Die **Tenazität** von Influenzaviren ist wegen der Virushülle relativ gering und hängt stark von den Umweltbedingungen ab. In heißer (> 56 °C), trockener Umgebung sind die Viren bereits nach drei Stunden nicht mehr infektiös. Dagegen können sie in feuchtem Hühnerkot bei 37 °C etwa 6 Tage, bei 20 °C etwa 20 Tage, bei 4 °C mindestens 35 Tage und bei Frost sogar 105 Tage überleben [396, 397]. Bei 20 °C in feuchter Umgebung sind die Viren etwa 20 Tage lang infektiös. Bei 28 °C und 35–40% Luftfeuchtigkeit überlebten Influenzaviren auf glatten Oberflächen (Stahl, Kunststoff) 24–48 Std., auf Stoffen und Papier 8–12 Std. [398].

Für die **Desinfektion** (Hände-, Flächen- und Instrumentendesinfektion) sind Desinfektionsmittel mit dem Wirkungsspektrum „begrenzt viruzid" (Wirkungsbereich A) geeignet [399, 400].

Epidemiologie und Übertragungswege

Influenzaviren sind weltweit bei Mensch, Säugetieren und Vögeln verbreitet. Natürliches Reservoir sind Wasservögel (insbesondere in Zentralasien), bei denen bisher 16 HA-Subtypen (H1–H16) und 9 NA-Subtypen (N1–N9) gefunden wurden. Aus diesem Reservoir haben sich wahrscheinlich alle bekannten Influenza-A-Viren der Säugetiere entwickelt [401]. Möglicherweise sind als Hausgeflügel gehaltene Landvögel (Hühner) ein wichtiger Zwischenschritt für die Anpassung aviärer Viren an den Menschen, weil an Landvögel adaptierte Influenza-A-Viren den Menschen leichter infizieren als AI-Viren der Wasservögel [402, 403].

An den Menschen angepasst und weltweit verbreitet haben sich bisher Influenza-A-Viren der Subtypen H1–H3 und N1–N2 [404–406]. Im Zuge der Pandemie von 1918/19 (Spanische Grippe) breitete sich der Subtyp H1N1 weltweit aus. Die Pandemie von 1957 (Asiatische Grippe) wurde durch einen Subtyp H2N2 verursacht, die Pandemie von 1968 (Hongkong-Grippe) durch H3N2. Seit 1977 zirkulieren weltweit nur noch Influenza-A-Viren der Subtypen **H1N1** und **H3N2.** Im Jahre 2001 kam der Subtyp **H1N2** hinzu, der sich wahrscheinlich durch Reassortment der beiden anderen zirkulierenden Subtypen gebildet hat.

Seit einigen Jahren wird eine von Ostasien ausgehende **Panzootie** durch ein besonders hochpathogenes AI-Virus des Subtyps H5N1 beobachtet, das erstmals 1997 in Hongkong zu menschlichen Infektionen und Todesfällen führte [407]. Bis Mai 2008 registrierte die WHO 383 menschliche Erkrankungen (AIV-Zoonosen), davon 241 Todesfälle (63 %). Zur Abgrenzung von niedrig pathogenen AI-Viren desselben Subtyps wird das derzeit panzootische (und seit 2005 genetisch relativ stabile) HPAI-Virus als **„H5N1-Asia“** bezeichnet. Das Virus führte in Einzelfällen auch zur Infektion anderer Säugetiere (Hauskatzen, Großkatzen, Marder, Hunde u. a.) [408–410].

Vergleichende Sequenzanalysen ergaben, dass sich H5N1-Asia seit seinem ersten Auftreten im Jahre 1997 ständig verändert. Anhand der Sequenz des besonders variablen HA-Gens werden die zirkulierenden H5N1-Stämme zwei phylogenetischen **Kladen**[34] 1 und 2 zugeordnet (die in Hongkong 1997 isolierten Viren gehörten der heute nicht mehr zirkulierenden Klade 3 an) [411]. Viren der Klade 1 zirkulieren seit 2004 vornehmlich in Kambodscha, Thailand und Vietnam. Viren der Klade 2 **(Qinghai-Klade)** zirkulierten seit 2003 zunächst in China und Indonesien. Seit 2005 haben sie sich nach Europa und Afrika ausgebreitet und in die **Subkladen** 2.1, 2.2 und 2.3 weiter differenziert. Die Qinghai-Klade ist für die meisten menschlichen Erkrankungen (AIV-Zoonosen) durch H5N1-Asia verantwortlich. Derzeit wird an einer neuen Nomenklatur gearbeitet, die mehr als 10 zirkulierende Kladen unterscheidet [412].

Die **Übertragung** von Influenzaviren (Tab. 39) geschieht beim **Menschen** aerogen (Tröpfchen und Nuklei) und durch Schmierinfektion mit respiratorischen Sekreten [413, 414]. Das Virus repliziert fast ausschließlich in oberflächlichen Zellen des Respirationstraktes [414]. Bei **Wasservögeln** replizieren *niedrig pathogene* Influenza-A-Viren hauptsächlich in der Darmmukosa, die Infektion erfolgt fäkal-oral über offene Gewässer. *Hochpathogene* AI-Viren replizieren dagegen bei Vögeln und bei infizierten Menschen praktisch in allen Organen, sodass sämtliche Körperflüssigkeiten sowie die Fäzes hoch infektiös sind.

Bisher wenig beachtet wurde die Möglichkeit, dass *hochpathogene humane Influenzaviren* (Pandemieviren vom Typ des Erregers der Spanische Grippe) möglicherweise auch im Stuhl ausgeschieden werden könnten [415]. Da dies bei menschlichen Erkrankungen (AIV-Zoonosen) durch HPAI-Viren vom Subtyp H5N1 beobachtet wurde, muss die fäkal-orale Übertragung, zumindest am Anfang neuer Pandemien, in Betracht gezogen werden[35].

---

[34] Eine Klade (Phylogenetik) ist ein Satz von Arten, die sich aus einem bestimmten Stamm entwickelt haben. Insgesamt existieren etwa 10 Kladen des Subtyps H5N1, von denen aber nur wenige hochpathogen sind.

[35] Für diese Annahme spricht die Beobachtung, dass Isolate aus den Anfangsphasen der Pandemien von 1918/19, 1957 und 1968 bevorzugt darmspezifische SAα 2,3Gal-Zucker erkannten, erst später wurden für den Respirationstrakt typische SA2α ,6Gal-Zucker erkannt.

Tabelle 39: Übertragung hochpathogener Influenzaviren beim Menschen

Prinzipieller Übertragungsweg	Details des Übertragungsweges	Natürliche Übertragung	Laborübertragung
Kontakt			
	(Haut), Bindehaut	✓	✓
	Ingestion (Mundschleimhaut)	p	p
Aerogen			
	Aerosole	✓	✓
	Staub	✓	p
Inokulation			
	Vektoren	knv	knv
	Verletzung	p	p
	Iatrogen	∅	p

Interindividueller Übertragungsweg	Art der Übertragung	Natürliches Vorkommen dieser Übertragung
Mensch zu Mensch		
	Kontakt	✓
	aerogen	✓
Tier zu Mensch		
	Kontakt	✓
	aerogen	✓

✓(kommt vor); knv (kommt nicht vor); p (plausibel, aber bisher nicht beschrieben); ∅ (entfällt)

5.2 Krankheitsbild, Therapie und Prophylaxe

Krankheitsbild und Schwere der Erkrankung hängen wesentlich von der Pathogenität des Virusstammes ab und unterscheiden sich von Spezies zu Spezies. **Differenzialdiagnostisch** müssen andere Pneumonieerreger sowie alle akut fieberhaften Erkrankungen in Betracht gezogen werden.

5.2.1 Saisonale Influenza beim Menschen

Beim Menschen kommt es nach einer **Inkubationszeit** von 1–3 Tagen zur Influenza-typischen Symptomatik (*influenza-like illness*, ILI) mit plötzlichem Fieber (> 38,5 °C), trockenem Husten, Muskel- und Kopfschmerzen. Die saisonale Influenza ist eine lokale Erkrankung des Bronchialbaums (Tracheobronchitis) mit systemischen Begleiterscheinungen. Nicht selten werden Laryngitis, Otitis media (Kinder) sowie eine meist diskrete Myokarditis beobachtet. **Komplikationen** treten vor allem bei älteren Menschen mit chronischen Grunderkrankungen auf (insbesondere COPD, Asthma). Wichtigste Komplikation und Hauptursache der Exzessmortalität bei älteren Menschen ist die **bakterielle Sekundärpneumonie** (meist Staphylokokken, Streptokokken oder *H. influenzae*), die meist um einige Tage verzögert auftritt. Die **Letalität** der saisonalen Influenza liegt unter 0,1%.

Die weiteren Einzelheiten der saisonalen Influenza werden in MiQ 7/8 „Infektionen der tiefen Atemwege" besprochen.

5.2.2 Aviäre Influenza bei Vögeln

Bei Vögeln wird zwischen niedrig pathogenen und hochpathogenen AI-Viren unterschieden[36] [416]. Niedrig pathogene AI-Viren (**LPAI-Viren**, *low pathogenic avian influenza viruses*) verursachen bei Landvögeln inapparente oder leichte Erkrankungen, etwa des Magendarmtraktes, oder Verminderung der Legeleistung (Legehennen); bei Wasservögeln (natürliches Reservoir) sind sie so gut wie immer inapparent. Im Gegensatz dazu verursachen hochpathogene AI-Viren (**HPAI-Viren**) bei den meisten Vögeln schwerste Allgemeininfektionen mit hohen Sterblichkeiten (H5N1-Asia: **Letalität** > 95% für Hühner, Truthähne, Höckerschwäne) [417]. Bei HPAI-Infektionen einiger Wasservögel sind die Symptome dagegen wesentlich diskreter (z.B. lediglich vermehrtes Rachensekret), möglicherweise gibt es auch asymptomatische Träger (bestimmte Entenarten). LPAI-Stämme können, etwa im Laufe eines Ausbruchs bei Nutzgeflügel, zu HPAI-Stämmen mutieren. Alle bisherigen HPAI-Stämme gehörten den Subtypen H5 oder H7 an.

Für Einzelheiten zur Klinik, Therapie und Prophylaxe von AIV-Infektionen bei Tieren wird auf die veterinärmedizinische Literatur verwiesen.

---

[36] HPAI-Viren haben gemäß Definition der Welttiergesundheitsorganisation (OIE) mindestens eine Letalität von 75% in 4–8 Wochen alten Küken, die mit 0,2 ml Allantoisflüssigkeit intravenös infiziert wurden. Als alternative Definition (EU) gilt ein intravenöser Pathogenitätsindex (IVPI) von 1,2 oder höher. Die neue Richtlinie 2005/94/EG erklärt darüber hinaus alle H5- oder H7-Subtypen mit Nachweis der polybasischen Aminosäuresequenz an der Spaltstelle des HA zu HPAI-Viren. Diese Definition ist jedoch kritisch zu beurteilen, da es auch H5- bzw. H7-Stämme gibt, die klinisch nicht hochpathogen für Vögel sind [407, 408].

5.2.3 AIV-Zoonose (aviäre Influenza beim Menschen)

Zur Unterscheidung von der aviären Influenza der Vögel wird empfohlen, den Begriff **AIV-Zoonose** für menschliche Erkrankungen durch AI-Viren zu verwenden[37]. Den bisher dokumentierten humanen Infektionen (fast alle durch H5N1-Asia) [374, 407, 418–423] gingen immer enge Kontakte mit infiziertem Lebendgeflügel oder Geflügelblut voraus. Wahrscheinliche Infektionsrouten waren Inhalation von getrocknetem Vogelkot oder Inokulation von frischem Vogelkot oder -blut (über die Schleimhäute oder durch kleine Verletzungen).

Die **Inkubationszeit** der AIV-Zoonose liegt bei 4 (bis 8) Tagen, ist also etwas länger als bei der saisonalen Grippe [424]. Die Krankheit kann, insbesondere bei LPAI-Viren, als harmlose Konjunktivitis oder asymptomatisch verlaufen. ***Symptomatische AIV-Zoonosen durch H5N1-Asia beginnen dagegen akut und meist als influenza-like illness, wobei häufig über vorausgehende oder gleichzeitige gastrointestinale Beschwerden (Durchfall, Übelkeit, Erbrechen) berichtet wurde*** [425–427]. Auch primär enzephalitische Krankheitsbilder mit Diarrhö, aber ohne respiratorische Symptomatik, kommen vor [428]. ***In den meisten Fällen jedoch kommt es nach 1–2 Tagen zu einer schweren,*** **primären Viruspneumonie.** ***Zusätzlich können*** von der – im Gegensatz zur saisonalen Grippe – systemisch verlaufenden Infektion ***alle inneren Organe betroffen sein*** (insbesondere Enzephalitis, Myokarditis, Hepatitis, Gastroenteritis). Die **Letalität** der an die WHO gemeldeten AIV-Zoonosen durch H5N1-Asia liegt bei 60%.

Für die AIV-Zoonose besteht, im Gegensatz zur saisonalen Influenza, keine Altersdisposition.

Pathologisch findet sich eine interstitielle Pneumonie mit schweren Hämorrhagien der inneren Organe [428–430]. Die generalisierte Virusinfektion führt über einen Anstieg der Zytokine IL-6, IL-8, CCL2 und CCL5 („Zytokinsturm") zur disseminierten intravasalen Koagulopathie und schließlich zum Tod durch Kreislaufschock und Multiorganversagen. Eintrittspforte der HPAI-Viren beim Menschen sind offenbar die tiefen Atemwege (Bronchioli und Alveolen), auf deren Epitheloberfläche sich – im Gegensatz zu den oberen Atemwegen – bevorzugt SAα2,3Gal-Zucker finden, die für AI-Viren der Subtypen H5 und H7 als Rezeptor fungieren. Die nur für feine Aerosole erreichbare, tiefe Lokalisation der Rezeptoren könnte erklären, warum H5N1-Asia nur bei engstem Kontakt und hoher Virusdosis aus den Menschen übertragen wird.

Therapie

Im Gegensatz zur saisonalen Influenza wird die Pneumonie bei der AIV-Zoonose nicht durch bakterielle Superinfektion, sondern durch das Virus selbst verursacht (atypische bzw. interstitielle Pneumonie). Durch die Infiltration des Interstitiums kommt es zur dramatischen Verminderung der alveolaren Diffusion und zur arterieller Hypo-

---

[37] Die oft gebrauchte Bezeichnung „aviäre Influenza" für menschliche Erkrankungen ist erstens irreführend, weil nicht klar wird, dass ein Mensch erkrankt ist. Zweitens hat das schwere, generalisierte Krankheitsbild der AIV-Zoonose nur wenig mit der „Influenza" gemein. Drittens ist der Ausdruck „aviäre Influenza des Menschen" sprachlich unsinnig.

xie. Eine rechtzeitige und effektive Überdruckbeatmung (PEEP) ist deshalb in vielen Fällen für die Lebensrettung entscheidend [431]. Dabei ist nach Möglichkeit der nicht-invasiven Maskenbeatmung wegen geringerer Nebenwirkungen gegenüber der endotrachealen Intubation der Vorzug zu geben [432–435]. Daneben sind intensivmedizinische Maßnahmen zur Stabilisierung des Kreislaufs und zur Kompensation des virusbedingten Multiorganversagens (Herz, Leber, Niere) erforderlich.

Zur spezifischen antiviralen Therapie stehen Inhibitoren der viralen Neuraminidase (NA-Inhibitoren) zur Verfügung.

Zanamivir (Relenza®) muss intranasal appliziert oder inhaliert werden. Der Einsatz bei pneumonischen bzw. beatmungspflichtigen Patienten ist mit Einschränkungen möglich [436, 437]. Insbesondere bei AIV-Zoonose ist die fehlende Erreichbarkeit der tiefen Atemwege problematisch. Für Kleinkinder unter einem Jahr wird Zanamivir nicht empfohlen. Eine in Entwicklung befindliche parenterale Applikationsform erwies sich in ersten Studien als wirksam [438].

Oseltamivir (Tamiflu®) steht bislang nur in Form von Kapseln zur Verfügung, eine parenterale Applikationsform ist nach Angaben des Herstellers auch hier in Entwicklung.

Beide NA-Inhibitoren sind nur wirksam, wenn sie innerhalb von 72 h nach Beginn der Symptome verabreicht werden; je früher die Therapie beginnt, desto höher die Heilungsaussichten [439, 440].

Unter In-vitro-Bedingungen bilden Influenza-A-Viren gegen beide NA-Inhibitoren **Resistenzen** aus [441–443]. Auch klinisch zeigten sich Therapieresistenzen [443, 444]. Im Fall von Oseltamivir findet sich bei hoch resistenten N1-Subtypen häufig eine Substitution von Histidin gegen Tyrosin an Position 274 (*H274Y)* des NA, die durch RNA-Sequenzanalyse detektiert werden kann [442, 445]. Für die deutlich höhere Resistenzrate bei Oseltamivir scheint die Tatsache verantwortlich zu sein, dass für die Bindung dieses Inhibitors eine Konformationsänderung der NA erforderlich ist, die durch Mutationen in der Nähe der Bindungsstelle (z.B. *H274Y*) verhindert wird [443, 446–448].

In der Influenzasaison 2007/2008 wurden erstmals zirkulierende Virusmutanten vom Typ Influenza-A(H1N1, *H274Y*) isoliert, die gegen Oseltamivir resistent sind [449, 449a]. Damit steht fest, dass gegen Oseltamivir resistente Influenzaviren infektiös sind und effektiv verbreitet werden können. Grundsätzlich ist deshalb auch eine Pandemie mit einem Oseltamivir-resistenten Influenza-A-Virus möglich.

Zwischen Oseltamivir und Zanamivir wurde bisher keine Kreuzresistenz beobachtet.

Die ebenfalls zur Therapie der Influenza-A zugelassenen M2-Inhibitoren Amantadin und Rimantadin erwiesen sich bei AIV-Zoonosen (H5N1-Asia) als unwirksam.

Die NA-Inhibitoren sind auch zur Prä- und **Postexpositionsprophylaxe** geeignet (z.B. für veterinärmedizinisches Personal bei Ausbrüchen in Geflügelhaltungen).

Verschiedene inaktivierte **Impfstoffe** gegen humane Infektionen mit H5N1-Asia sind in Entwicklung [450–453]. Diese sollen insbesondere im Falle einer Pandemie (s.u.)

mit einem aus H5N1-Asia hervorgegangenen Influenzavirus als „präpandemischer Impfstoff" eingesetzt werden, solange noch kein Impfstoff gegen das Pandemievirus verfügbar ist. Die Saatviren für saisonale Impfstoffe gegen Influenza-A sind üblicherweise Reassortanten aus den für innere Proteine kodierenden Genomsegmenten des Stammes A/Puerto Rico/8/1934(H1N1), die eine hohe Replikationsrate in Hühnereiern verleihen und den Genomsegmenten für die Oberflächenantigene HA und NA gegenwärtig kursierender Subtypen [454, 455]. Aufgrund der hohe Virulenz verleihenden multibasischen Spaltstelle des HA lassen sich H5-Subtypen jedoch mit dieser Methode nicht effizient in Hühnereiern vermehren. Aus diesem Grund wurden zur Entwicklung von H5N1-Vakzinen in das H5-Gen attenuierende Mutationen eingeführt und anschließend die Saatviren durch **reverse Genetik** [456–458] aus Genomsegmenten verschiedener Influenza-A-Viren (meist Typen H5N1 und H1N1) rekonstruiert [457, 459, 460]. Im Februar 2008 wurde der erste derartige präpandemische Impfstoff (Prepandrix®) von der EMEA zur Zulassung empfohlen.

5.2.4 Pandemische Influenza

Seit kurzem steht fest, dass Pandemieviren auf zwei verschiedene Arten entstehen können, durch Reassortment und durch adaptive Mutation (s. Kap. C 5.1). Bei der adaptiven Mutation kann sich ein hochpathogenes AI-Virus an den Menschen anpassen, ohne seine hohe Pathogenität zu verlieren wie es beim Reassortment typischerweise der Fall ist. Durch HPAI-Ausbrüche wie die gegenwärtige Panzootie durch H5N1-Asia besteht deshalb eine erhöhte Gefahr für die Entstehung eines hochpathogenen Pandemievirus vom Typ des Erregers der Spanische Grippe.

Die Pandemie von 1918/19 forderte nach neueren Studien 62 Mio. Menschenleben [361], weit mehr, als die durch Reassortanten ausgelösten Pandemien von 1957 und 1968 (1–2 Mio.). Etwa 600 Mio. Menschen, ein Drittel der damaligen Erdbevölkerung, wurden während der Spanischen Grippe infiziert. Die **Letalität** der Spanischen Grippe lag bei 2,5–8%, für die Pandemien von 1957 und 1968 lag sie bei 0,4%.

Das im Jahre 2005 rekonstruierte Virus der Spanischen Grippe hatte im Vergleich zu rezenten Influenza-A-Viren eine 100fach höhere Letalität für Mäuse und replizierte 39.000fach schneller in murinem Lungengewebe [362]. Die Sequenzanalyse des Genoms zeigte, dass der Erreger von 1918/19 durch adaptive Mutation aus einem eng verwandten HPAI-Virus hervorgegangen sein muss [363].

Experimentelle Infektionen von Javaneraffen [461] ergaben auch hier eine 100fach erhöhte Letalität und eine 10.000fach erhöhte Replikationsrate im Lungengewebe. Die Affen zeigten eine primäre Viruspneumonie mit Anstieg der Zytokine IL-6, IL-8, CCL2 und CCL5 („Zytokinsturm") bei gleichzeitig abgeschwächter Antwort der antiviralen Faktoren IFN-α und RIG-I.

Es erscheint deshalb sinnvoll, auch für die Influenza-A beim Menschen Erkrankungen durch **„hochpathogene humane Influenzaviren"** vom Typ des Erregers der Spanische Grippe von Influenzaviren durchschnittlicher Pandemien (z.B. 1957, 1968) abzugrenzen [415].

Aus historischen Berichten ist bekannt, dass die Influenza von 1918/19 ein ungewöhnliches **klinisches Bild** zeigte, das der heutigen AIV-Zoonose durch H5N1-Asia sehr ähnlich ist [462, 463]. Aufgrund der fehlenden Ähnlichkeit zur gewöhnlichen Influenza wurde im Ersten Weltkrieg sogar vermutet, dass es sich um eine neue biologische Waffe handelte.

Die **Inkubationszeit** war mit 3–5 Tagen etwas länger als bei gewöhnlicher Influenza. Danach kam es schlagartig zu hohem Fieber mit primärer atypischer Pneumonie. Die Patienten wurden oft bereits initial schwer hypoxisch, in einigen Berichten ist vom plötzlichen „Blauwerden“ die Rede. Pathologisch zeigten sich schwere interstitielle Pneumonien und ausgeprägte Hämorrhagien in allen inneren Organen.

Das Virus von 1918/19 zeigte also eine den heutigen HPAI-Viren ähnliche Pathogenese mit generalisiertem Organbefall, im Gegensatz zu den auf das Bronchialepithel beschränkten Influenzaviren von 1957 und 1968.

5.3 Risikobewertung und Besonderheiten als BT-Agens

Die Richtlinie 2000/54/EG aus dem Jahr 2000 stuft Influenza-A-Viren in die Risikogruppe 2 ein. Die CDC haben im Oktober 2005 nicht aktuell zirkulierende („non-contemporary“), humane Influenza-A-Viren des Subtyps H2N2, die Variante des Subtyps H1N1 der Spanischen Grippe von 1918/19 sowie alle hochpathogenen aviären Influenzaviren (HPAI) in **Risikogruppe 3** eingestuft. Die CDC empfehlen zusätzlich zu Maßnahmen der Schutzstufe 3 das Tragen eines hochfiltrierenden, lecksicheren Atemschutzes (FFP3-Maske) und das Duschen vor Verlassen der Labore. Diese Einschätzung wurde von der ZKBS und vom ABAS übernommen[38].

Hintergrund ist die Tatsache, dass seit 1971 nur noch Viren der Subtypen H1 und H3 zirkulieren (H1N1, H3N2, H1N2); der Subtyp H2N2 der Asiatischen Grippe von 1957 ist verschwunden. Deshalb besteht gegen H2N2 in der Population so gut wie keine Immunität mehr (abgesehen von geringer Kreuzimmunität durch zirkulierende N2-Subtypen).

Die Beschränkung auf den Subtyp H2N2 bei der Einstufung nicht-zirkulierender Influenza-A-Viren in die Risikogruppe 3 schließt jedoch neue Subtypen (wie z.B. H2N1) nicht ein, obwohl auch gegen diese keine Immunität in der Bevölkerung vorhanden ist. Zusätzlich zu den Empfehlungen der CDC und der deutschen Gremien wird deshalb empfohlen, für die **Anzucht aller nicht zirkulierenden, für Menschen pathogenen Subtypen die Schutzstufe 3 einzuhalten** (zusätzlich Atemschutz und Duschen, s.o.). Damit sind neben allen möglichen H2-Subtypen auch vollkommen

[38] ZKBS-Stellungnahmen vom September 2005 und vom März 2007, ABAS-Beschluss vom 17.5.2006.

neue pandemische oder gentechnisch erzeugte Influenza-A-Viren beliebiger Zusammensetzung HxNx erfasst, soweit keine Immunität in der Population vorhanden ist.

Medizinisches Personal ist bei der Behandlung von Influenzapatienten einer hohen Infektionsgefahr ausgesetzt. Insbesondere mit nicht zirkulierenden Influenza-A-Viren oder mit HPAI-Viren Infizierte sollten nach Möglichkeit in Isoliereinheiten untergebracht werden[39]. Bei größerer Patientenzahl wird dies nicht immer möglich sein. Für den Pandemiefall bestehen besondere Regelungen und Empfehlungen[40].

Influenza-A-Viren eignen sich in besonderem Maße für **biologische Anschläge.** Gegen nicht zirkulierende Subtypen besteht so gut wie keine Immunität in der Bevölkerung. Neue Influenza-A-Subtypen können schwerste generalisierte Erkrankungen verursachen (primäre Viruspneumonie, Multiorganversagen, Zytokinsturm). Theoretisch sind Letalitäten von 8 (Spanische Grippe) bis etwa 60% (H5N1-Zoonose) möglich. Durch die seit Kurzem verfügbare **reverse Genetik** können nahezu beliebige Influenza-A-Viren konstruiert werden. Dabei lassen sich für die Virulenz wichtige Elemente (z.B. polybasische Aminosäuren an der HA-Spaltstelle) gezielt einfügen. Schließlich könnte es für potenzielle Angreifer von Bedeutung sein, zugleich mit dem Influenza-A-Virus einen Impfstoff dagegen herzustellen. Dies ist durch Attenuierung der für Hühner pathogenen Eigenschaften und konventionelle Anzucht im Hühnerei möglich. Alternativ können Impfstoffe auch in diploiden humanen Zellkulturen hergestellt werden [464, 465]. Diese zeichnen sich durch höhere Immunogenität aus, sind allerdings schwer in großtechnischem Maßstab zu produzieren. Letzteres ist jedoch für potenzielle Angreifer kein Nachteil. Limitierend für den Einsatz von Influenza-A-Viren als BT-Agenzien sind die (derzeit) technisch anspruchsvolle Herstellung neuer humanpathogener Subtypen und die fehlende Kontrollierbarkeit des Erregers nach der Freisetzung.

Influenza-A-Viren wurden deshalb als BT-Agenzien der **Kategorie C** eingestuft [9, 10]. Das rekonstruierte Pandemievirus von 1918 (Subtyp H1N1) und hochpathogene AI-Viren stehen auf der Liste der „Select Agents" [466].

Meldepflicht

Der *direkte* Nachweis von Influenzaviren (einschließlich Schnellteste) ist gem. § 7 IfSG **meldepflichtig,** sofern dieser auf eine akute Infektion eines Menschen hinweist. Dies betrifft sowohl humane als auch aviäre Influenzaviren. Die Gesundheitsbehörden nehmen darüber hinaus eine Meldung an die WHO und das europäische Netzwerk gem. § 12 IfSG vor. Der Nachweis von H5-Subtypen (AIV-Zoonose) wird aufgrund der Panzootie durch H5N1 sofort durch das Gesundheitsamt über die oberste Landesbehörde an das RKI gemeldet.

[39] Hierfür existieren umfangreiche Empfehlungen und Regelungen, die nur kursorisch erwähnt werden: ABA-Beschluss 609 „Arbeitsschutz beim Auftreten von nicht impfpräventabler Influenza unter besonderer Berücksichtigung des Atemschutzes" vom Dezember 2006; „Empfehlungen des Robert-Koch-Instituts zu Hygienemaßnahmen bei Patienten mit Verdacht auf bzw. nachgewiesener Influenza" vom 25.8.2006; „Empfehlungen des Robert-Koch-Instituts für das Management von Personen mit Verdacht auf aviäre Influenza (Influenzavirus A/H5)" vom 2.3.2006.

[40] Nationaler Pandemieplan, Teile 1–3; Pandemiepläne der Bundesländer; WHO global influenza preparedness plan.

Die aviäre Influenza bei Vögeln (Geflügelpest) ist nach § 9 TierSG i.v.m. der Verordnung über anzeigepflichtige Tierseuchen **anzeigepflichtig** bei Krankheitsverdacht oder -ausbruch sowie bei Erregernachweis. ***Es wird empfohlen, auch HPAI-Infektionen anderer Tiere anzuzeigen,*** obwohl in der Verordnung über anzeigepflichtige Tierseuchen nur die Geflügelpest genannt ist. Zum Schutz vor Geflügelpest bzw. bei Verdacht oder Nachweis von H5N1-Subtypen bestehen darüber hinaus zahlreiche besondere Regelungen, die ggf. zu beachten sind[41].

Schließlich ist jeder Arzt oder Zahnarzt gemäß § 202 SGB VII i.v.m. Anlage 1 der BKV verpflichtet, den Verdacht auf eine Influenza-Infektion als **Berufskrankheit** auch dem Träger der Unfallversicherung oder der zuständigen Stelle des medizinischen Arbeitsschutzes unverzüglich anzuzeigen. Dies kommt insbesondere bei medizinischem Personal und in der Geflügelhaltung Beschäftigten (AIV-Zoonose) in Frage.

5.4 Probengewinnung und Transport

Patientenmaterial

Bei Verdacht auf* humane Influenza-A-Viren *sind für* direkte Virusnachweise *nasopharyngeale Proben (Aspirat, Abstrich, Spülung) aufgrund der höheren Virusmenge besser geeignet als Rachenabstriche oder Sputum [467]; in vergleichenden Untersuchungen hatten Antigenteste mit nasopharyngealem Aspirat die höchste Sensitivität [468]. Die Viruskonzentrationen sind zwar in den Bronchien am höchsten, jedoch ist die Gewinnung von Bronchiallavagen (BAL) bei Influenzapatienten schwierig und mit hohem Infektionsrisiko für das Personal verbunden. In unklaren Fällen wird die BAL u.U. nicht zu umgehen sein. ***Der direkte Virusnachweis gelingt am besten in den ersten 5 Tagen nach Infektion (2 Tage nach Krankheitsbeginn),*** kann aber auch später noch erfolgreich sein [469]. Für Schnellteste sollte nur ein Nasenloch abgestrichen werden, damit im positiven Fall aus dem anderen Nasenloch noch genug Material für den definitiven Nachweis entnommen werden kann. Abstrichtupfer mit Dacron-Spitzen sind besser geeignet als Baumwolltupfer. ***Die Tupfer sollen unverzüglich in kalten (4 °C) Virus-Transportpuffern oder ersatzweise in sterile isotonische Kochsalzlösung überführt werden.*** Wegen der Gefahr der Aerosolbildung (Husten, Niesen usw.) ist bei der Materialgewinnung persönliche Schutzausrüstung zu tragen (mindestens Atemschutz FFP3 und Schutzbrille).

Für **indirekte Virusnachweise** eignen sich Serumproben, wobei i.d.R. nur Paare von Akut- und Rekonvaleszenzseren verwertbare Aussagen liefern.

Für die Diagnostik von **AIV-Zoonosen** sind Proben der *unteren Atemwege* (BAL, Trachealaspirat, auch Sputum und Rachenabstrich) gut geeignet, weil HPAI-Viren wie H5N1-Asia beim Menschen in den tiefen Atemwegen replizieren [424]. Aus diesem

[41] GeflügelpestV, Nutzgeflügel-GeflügelpestschutzV, Wildvogel-GeflügelpestschutzV, GeflügelpestschutzV, Geflügel-AufstallungsV.

Grunde sollte auch die Indikation zur BAL großzügig gestellt werden. Auch nasopharyngeale Proben können verwendet werden, enthalten jedoch weniger Viren. Da HPAI-Viren beim Menschen (zumindest in der Anfangsphase der Infektion) auch mit dem Stuhl ausgeschieden werden können, sollten initial auf jeden Fall auch *Stuhlproben* untersucht werden. Weiterhin sollte *Blutplasma* untersucht werden, da Influenzaviren bei AIV-Zoonosen auch im Blut nachweisbar waren [470]. Nach Möglichkeit Proben mehrerer aufeinanderfolgender Tage sammeln.

Umweltproben

Bei Verdacht auf AIV-Zoonose oder eine nicht natürliche Infektion (Anschlag, Laborunfall) ist auch die Asservierung und Untersuchung von Umweltproben sinnvoll.

Lebende oder verendete **Tiere** (insbesondere Vögel, ggf. auch verdächtige Säugetiere) müssen bei begründetem Verdacht auf HPAI-Infektion mit großer Vorsicht eingefangen bzw. geborgen werden. Infiziere Tiere scheiden das Virus in hohen Konzentrationen mit allen Körpersekreten aus, auch Staub in den Federn enthält große Virusmengen. Als weitere Umweltproben bei HPAI-Verdacht kommen **Vogelkot, Federn, Bodenproben** und **Wasserproben** in Frage. Für diese Tätigkeiten ist in jedem Fall eine persönliche Schutzausrüstung (inkl. flüssigkeitsdichte Schutzkleidung, Handschuhe, Atemschutz) erforderlich; die Einzelheiten sind in Empfehlungen des ABAS und des RKI festgelegt[42].

Bei Verdacht auf einen Anschlag oder akzidentelle Freisetzung sollten verdächtige Flüssigkeiten, Pulver, Röhrchen etc. asserviert und untersucht werden. Es wird empfohlen, auch hier die im ABAS-Beschluss 608 genannten Schutzmaßnahmen einzuhalten.

Probentransport

Da Influenzaviren wärmeempfindlich sind, sollte der Probentransport für die **Anzucht** gekühlt (4 °C) und möglichst schnell erfolgen. ***Falls das Material nicht innerhalb von 48 h angelegt werden kann, sollte es tiefgekühlt (–70 °C, Trockeneis)***[43] ***transportiert werden*** (dabei sind etwas schlechtere Ausbeuten zu erwarten).

Für den **RNA-Nachweis** können die Proben bis zu zwei Tage bei Raumtemperatur transportiert oder bei 4 °C, sofern das Labor innerhalb von 4 Tagen erreicht werden kann. Bei längerem Transport die Proben tiefgekühlt (–70 °C, Trockeneis) transportieren oder mit PCR-Lysepuffer versetzen – dann bei 4 °C. Falls keine Tiefkühlung und kein Lysepuffer verfügbar ist, können für die PCR gedachte Abstriche in 70%igem Ethanol bei 4 °C oder notfalls bei Raumtemperatur transportiert werden.

Serumproben für den **Antikörpernachweis** lassen sich bis zu 5 Tage bei Raumtemperatur transportieren, bei längerem Transport sollten die Proben tiefgekühlt werden (–20 °C oder kälter).

---

[42] ABAS-Beschluss 608 „Empfehlung spezieller Maßnahmen zum Schutz der Beschäftigten vor Infektionen durch hochpathogene aviäre Influenzaviren (Klassische Geflügelpest, Vogelgrippe)" vom 5.2.2007; „Empfehlungen des Robert-Koch-Instituts zur Prävention bei Personen mit erhöhtem Expositionsrisiko durch (hochpathogene) aviäre Influenza A/H5" vom 2.3.2006.

[43] Auf keinen Fall sollte bei –20 °C gelagert werden, da Influenzaviren bei dieser Temperatur instabil sind.

Medizinisches Untersuchungsmaterial von Mensch und Tier mit Verdacht auf oder nachgewiesenen Influenza-A-Viren (alle Subtypen) ist als „Biologische Probe, **Kategorie B**" (UN 3373) zu transportieren (s. Kap. A 5.3). Gleiches gilt für natürliche Umweltproben wie Boden und Wasser sowie Tierkadaver.

Ausnahmen sind **Kulturen von HPAI-Viren** (z. B. H5N1-Asia) und von rekonstruiertem **Influenza-A-Virus der Spanischen Grippe.** Für diese gilt die **Kategorie A** „Ansteckungsgefährlicher Stoff, gefährlich für Menschen" (UN 2814).

Es wird darüber hinaus empfohlen, auch **Kulturen eines nicht zirkulierenden Subtyps** (z. B. H2N2) und alle Proben bei **Verdacht auf biologischen Anschlag** nach Kategorie A zu transportieren.

5.5 Labordiagnostik

Die rein klinische Diagnostik der Influenza ist unsicher, in Studien lag ihre Sensitivität zwischen 38% bei Kindern und 77% bei Erwachsenen [16, 471]. Deshalb kommt der Labordiagnostik der Influenza große Bedeutung zu.

5.5.1 Mikroskopischer Nachweis

Mit Hilfe der Elektronenmikroskopie können Influenzaviren gut dargestellt werden [472, 473], auch in klinischen Proben [474]. Allerdings ***ist das Verfahren aufwendig und nicht geeignet, die drei Typen (A, B, C) der Influenzaviren oder Influenzaviren von anderen Orthomyxoviridae zu differenzieren.*** Bei ungewöhnlichen Ausbrüchen (z. B. neues HPAI-Virus) kann die EM zur orientierenden Diagnostik eingesetzt werden. Die geringe Sensitivität der Methode ist jedoch zu beachten (mindestens 10^5 Virionen in der Probe erforderlich).

5.5.2 Kultureller Nachweis

Influenza-A-Viren können in der Zellkultur auf einer Vielzahl primärer Zellen und etablierter Zelllinien angezüchtet werden. Häufig genutzt werden primäre Affen-Nierenzellen (z. B. rhesus monkey kidney, RhMK oder African green monkey kidney, AGMK) oder die permanenten Linien MDCK (Madin-Darby canine kidney, ATCC-Nr: CCL-34)) und Mv1Lu (mink lung epithelia, ATCC-Nr.: CCL-64). Zu beachten ist, dass sich in der am häufigsten benützten MDCK-Zelllinie einige Influenza-A-Stämme (insbesondere LPAI-Viren) schlecht oder gar nicht vermehren. Mv1Lu scheint bei humanpathogenen Influenza-A-Viren den anderen Zelllinien an Sensitivität überlegen zu sein [475, 476]. Das hochpathogene AI-Virus H5N1-Asia vermehrt sich – im Gegensatz zu anderen Influenza-A-Viren – auch in anderen gewöhnlichen Zelllinien wie HEp-2 (ATCC-Nr.: CCL-23) oder RD (ATCC-Nr.: CCL-136).

Außer bei primären Affennierenzellen muss dem Medium zur Spaltung des HA Trypsin (2 mg/ml) zugesetzt werden, da Influenza-A-Viren (abgesehen von einigen HPAI-Stämmen, z.B. H5N1-Asia) sonst nicht effizient replizieren.

Nach einer Inkubationszeit von 3–7 Tagen ist ein deutlicher CPE mit Plaques zu erkennen. ***Für die nachfolgende Identifizierung von Influenzaviren kommen Hämadsorptionstest oder HAT mit Hühner- oder Meerschweinchen-Erythrozyten sowie der direkte IFT in Frage.*** Das Genus (Influenza-A oder -B) kann mittels HHT oder direktem IFT ermittelt werden [477].

Mit Hilfe der **Shell-vial-Kultur** [478–480] lässt sich die Zeit bis zur Diagnosestellung deutlich verkürzen (24 h statt > 3 Tage). Zusätzlich kann durch Verwendung gemischter Zelllinien das Spektrum der nachgewiesenen Viren erweitert werden (z.B. gleichzeitiger Nachweis von Influenzaviren und RSV im sog. „R-Mix").

Die historische Anzucht auf 10–12 Tage alten **embryonierten Hühnereiern** (Shope 1930 [481]) wird heute großtechnisch für die Virusproduktion, insbesondere zur Impfstoffherstellung verwendet. Daneben findet sie in spezialisierten Laboren zur Herstellung hochtitriger Viruspräparationen und bei diagnostisch schwierigen Fällen Anwendung, insbesondere bei AI-Viren und für in der Zellkultur schlecht wachsende Stämme.

Fast alle humanen und aviären Influenza-A-Viren lassen sich direkt in der Allantoisflüssigkeit embryonierter Hühnereier vermehren. Einige humane Stämme müssen allerdings zunächst in der Amnionhöhle anwachsen und danach an die Allantoisflüssigkeit adaptiert werden. HPAI-Viren zerstören i.A. den Embryo so schnell, dass keine hohen Virustiter erzielt werden; für den diagnostischen Nachweis reicht die Virusvermehrung jedoch aus. Bei der diagnostischen Anwendung muss beachtet werden, dass die Kultivierung im Hühnerei häufig Mutationen im HA-Gen selektiert [482].

Die Detektion der Virusreplikation kann nach drei Tagen mit Hilfe der Hämadsorption, des HAT oder der RT-PCR erfolgen. Bei Ersterem wird das HA zur Differenzierung von anderen HA-haltigen Viren mit genusspezifischen Antikörpern blockiert.

Die Wirksamkeit von NA-Inhibitoren gegen kultivierte Isolate (Resistenztestung) kann mit Hilfe eines Plaque-Assays geprüft werden [483, 484]. Dazu werden konfluente MDCK-Zellen in 6-Well-Platten 1 h mit einer Virussuspension (25–60 PFU) vorinkubiert und dann mit verschiedenen Konzentrationen Oseltamivir (0,003–3 μM) versetzt. Nach ca. 72 h Inkubation bei 34 °C wird die Zahl und Größe der entstandenen Plaques ausgewertet. Ergänzend kann die Hemmung der NA-Aktivität enzymatisch gemessen werden (s.u.).

Der kulturelle Nachweis von Influenzaviren kann grundsätzlich in Laboren der **Schutzstufe 2** durchgeführt werden. Bei Verdacht auf ein hochpathogenes Influenza-A-Virus (s. Kap. C 5.3) muss jedoch von vornherein unter der **Schutzstufe 3** (mit zusätzlichen Auflagen) gearbeitet werden.

Früher angewandte **Tierversuche** (Frettchen) sind heute in der Influenzadiagnostik obsolet.

5.5.3 Antigennachweis

Für den Antigennachweis von Influenzaviren stehen der direkte IFT, der HHT sowie eine Reihe von Schnelltesten zur Verfügung.

Antigen-Schnellteste sind bis hin zu den Testen für Typ-Analytik ausreichend validiert und daher auch zur Routinediagnostik im Labor anwendbar. ***Insbesondere für die Diagnostik am Patientenbett (point of care, POC) haben sie sich als außerordentlich nützlich erwiesen*** [471, 485]; WHO und CDC haben Empfehlungen zu ihrer Anwendung herausgegeben [486, 487]. ***Sie liefern Resultate innerhalb von 30 min und können wichtige klinische Entscheidungen unterstützen (z.B. antivirale oder antibiotische Therapie, Isolierung).*** Die üblichen Schnellteste detektieren Influenza-A und -B, jedoch keine Subtypen. Als Material sind nasopharyngeale Aspirate, -Abstriche und -Spülungen geeignet, bei geringerer Sensitivität auch Rachenabstriche. Die Teste haben allerdings nach dem dritten Krankheitstag bei negativem Ausfall keine Aussagekraft mehr (Maximum der Virusausscheidung bei Erwachsenen 48 h nach Symptombeginn, bei Kindern z.T. länger). Für Influenza-A liegt die Sensitivität typischerweise bei 80–90%, die Spezifität bei 90–99% (Herstellerangaben). Die Teste würden mit hoher Wahrscheinlichkeit auch bisher unbekannte Subtypen von Influenza-A erkennen (z.B. neue Pandemieviren), jedoch wahrscheinlich mit etwas geringerer Sensitivität und Spezifität. ***Sie sind auch zur Genusdiagnostik bei Verdacht auf AIV-Zoonose geeignet, haben jedoch für aviäre Influenzaviren (Subtypen H5 und H7) eine geringere Sensitivität*** [424] und liefern nicht die entscheidende Information über den HA-Subtyp.

Die Virusantigene in Patientenmaterial (respiratorische Proben) oder Zellkulturmaterial können auch mittels **ELISA** (direkter Enzymimmuntest) detektiert werden [488]. Die Genusbestimmung (Influenza-A oder -B) ist möglich (üblicherweise wird hierbei RNP detektiert), die kommerziell erhältlichen Teste unterscheiden jedoch keine Subtypen. Einige kommerziell angebotene Teste detektieren neben Influenza-A und -B gleichzeitig weitere respiratorische Viren und Bakterien (z.B. RSV, *M. pneumoniae*).

Beim klassischen IFT [489, 490] mit fluoreszenzkonjugierten Antikörpern (**direct fluorescent antibody test, DFA**) werden respiratorische Epithelzellen des Patienten (am besten Nasenspülungen oder BAL) auf einem Objektträger mit eingebuchteten Auftragsfeldern fixiert und mit antiviralen Antikörpern inkubiert, die direkt an einen Fluoreszenzfarbstoff konjugiert sind. Der Test kann zwischen Influenza-A und -B differenzieren (polyvalente Antikörper gegen RNP oder HA) und ist auch zur Genusbestimmung von Influenzaviren nach Anzucht in der Zellkultur geeignet. Die Ergebnisse sind nach etwa 4 h zu erwarten. Der Test ist auch zur Bestätigung von Antigen-Schnelltesten (s.u.) gut geeignet. Kommerzielle Kits stehen zur Verfügung (z.B. Light Diagnostics™, Millipore).

Eine etwas höhere Sensitivität hat die Sandwich-Technik mit monoklonalen antiviralen Antikörpern und Markierung durch einen zweiten, fluoreszenzmarkierten Anti-Maus-Antikörper (**immunofluorescent antibody test, IFA**). Der Test kann mit den selben Proben durchgeführt werden wie der DFA. Mit (meist gepoolten) monoklonalen Antikörper-Sets können das Genus (A oder B) und der Subtyp (H1, H3, H5, H7) stufenweise ermittelt werden. Der Zeitaufwand ist höher als beim DFA (ca. 6 h). Immunfluoreszenz-Reaktionen gegen verschiedene Antigene sind aber wegen des gemeinsamen Fluoreszenzmarkers besser vergleichbar als beim DFA. Die WHO empfiehlt den DFA für die Schnelldetektion hochpathogener aviärer H5-Subtypen. Die Reagenzien sollten bei der WHO bestellt werden, da einige kommerzielle monoklonale H1-Antikörper mit H5-Subtypen kreuzreagieren [468]. Die Auswertung des IFA für H5 setzt einschlägige Erfahrung voraus und sollte nur in spezialisierten Laboren durchgeführt werden.

Für die Genusbestimmung (Influenza-A oder -B) kulturell angezüchteter Viren kann auch der **Hämagglutinations-Hemmtest (HHT)** [491, 492] eingesetzt werden. Mit diesem Test wird auch in Speziallaboratorien der **HA-Subtyp** eines in der Zellkultur oder im Hühnerei isolierten Virus charakterisiert [493, 494]. Bei diesem Test werden standardisierte Mengen des unbekannten HA-Antigens (Isolat aus Zellkultur oder Hühnerei) mit definierten Verdünnungen von Referenz-anti-HA-Seren[44] versetzt und dann Erythrozyten zugesetzt, um die Bindung der Antikörper an das unbekannte HA zu titrieren. Zum Vergleich werden parallel Referenzpräparationen der bekannten HA-Subtypen (beim Menschen H1–H3, bei HPAI-Viren H5 und H7) titriert. Ein unbekanntes Isolat kann einem bestimmten Subtyp zugeordnet werden, wenn der Subtyp-spezifische HHT-Titer mindestens viermal so hoch ist wie die mit den anderen Antiseren erzielten Titer. Trotz seines methodischen Aufwands (Entfernung von in menschlichem Serum vorhandenen Inhibitoren, Standardisierung der Antigenkonzentrationen für jeden Test, falsch-negative Ergebnisse durch unspezifische Agglutinine u.v.a.m.) ist der HHT weiterhin die WHO-Referenzmethode zur Subtypisierung von Influenza-A-Isolaten.

Die Identifizierung des NA-Subtyps erfolgt im **Neuraminidase-Inhibitions-Assay (NAI)** [495]. Hierbei werden standardisierte Mengen des unbekannten NA-Antigens (Isolat aus Zellkultur oder Hühnerei) mit definierten Verdünnungen von Referenz-anti-NA-Seren versetzt und dann die Enzymaktivität der viralen Neuraminidase gemessen. Als Substratreaktion dient die durch NA katalysierte Spaltung von Fetuin[45], bei der Sialinsäure freigesetzt wird. Sialinsäure bildet mit Thiobarbitur-Säure einen rosa Farbstoff, der spektrophotometrisch bei 549 nm quantifiziert werden kann [496, 497]. Durch die subtypspezifische Hemmung der Enzymreaktion durch die Referenz-Antiseren kann der NA-Subtyp des Testisolates bestimmt werden. Zur Kontrolle werden Referenzpräparationen der NA-Antigene N1–N9 titriert. Der NAI kann auch, in Ergänzung zum Plaque-Assay **(Resistenztestung)**, zur direkten Bestimmung der Wirksamkeit von NA-Inhibitoren eingesetzt werden [445, 498].

Zu beachten ist, dass bei der Risikogruppe 3 zugeordneten Kulturen von Influenzaviren auch die mit den kultivierten Viren durchgeführten Antigenteste unter den Anforderungen der **Schutzstufe 3** durchzuführen sind.

---

[44] Die für die HA- und NA-Subtypen spezifischen Referenzseren sowie die als Kontrollen verwendeten Referenz-Antigene (H1–H16 und N1–N9) sind bei den vier WHO Collaborating Centers for Reference and Research on Influenza erhältlich.

[45] Ein im Fötalblut vorkommendes Glykoprotein (Transportprotein), das einen terminalen Sialinsäurerest trägt.

5.5.4 Nukleinsäurenachweis

Der Nachweis sowie die weitere Analyse viraler RNA geschieht üblicherweise mittels RT-PCR [499]. ***Für den Influenzavirus-Nachweis stehen validierte Testkits zur Verfügung.*** Die Untersuchung kann sowohl mit klinischem Material (nasopharyngeale Proben, BAL, Serum usw.) als auch an Kulturen erfolgen. Geeignete Primer und Sonden sind sowohl für die zirkulierenden Influenzaviren als auch für atypische Stämme (z.B. HPAI-Viren) verfügbar [500, 501].

Für die orientierende Typenbestimmung können Primer für das **M2-Gen** verwendet werden, das innerhalb des Genus Influenza-A gut konserviert ist [500]. Bei Verdacht auf einen bisher unbekannten Subtyp sollte wegen der hohen phylogenetischen Konservierung in jedem Fall eine M2-PCR mitgeführt werden.

Für eingehendere Analysen werden Primer für das **HA-Gen** eingesetzt, da die dortigen Sequenzen sowohl Genus- als auch Subtyp-spezifisch sind. Dadurch können das Genus und der HA-Subtyp in einem Schritt bestimmt werden. Daneben stehen auch Primerpaare zur Verfügung, die mehrere HA-Subtypen erkennen; deren Amplifikate können anschließend für die Subtypbestimmung sequenziert werden. Die Zuordnung eines Isolates zu einem bekannten Stamm kann ebenfalls durch Sequenzierung der Amplifikate erfolgen, wobei allerdings i.A. mehrere Genabschnitte amplifiziert und analysiert werden müssen. Einige Standardprotokolle für die klassische RT-PCR mit gelelektrophoretischer Auswertung wurden von der WHO veröffentlicht [495].

Daneben stehen Protokolle für die **Echtzeit-PCR** (z.B. TaqMan®, LightCycler®) zur Verfügung, die für die zirkulierenden Subtypen gut evaluiert sind [502, 503]. Mit kommerziell verfügbaren Kombinationstesten können das Genus und bestimmte zirkulierende Subtypen (meist H1, H3 und H5) in einem Ansatz bestimmt werden. Auch die Bestimmung der **Viruslast** ist möglich [504]. Ob dieses Verfahren klinisch relevante Daten (etwa für die Therapie mit NA-Inhibitoren) liefert, muss sich noch zeigen.

PCR-Nachweis von H5N1-Asia

Für den Nachweis des HPAI-Virus H5N1-Asia sollten nur speziell evaluierte Testsysteme eingesetzt werden. Insbesondere einige für humane Influenzaviren etablierte PCR-Protokolle, die auf der Detektion von HA-Genabschnitten basieren, liefern mit H5N1-Isolaten oft falsch-negative Resultate. Darüber hinaus hat sich der Subtyp H5N1 (insbesondere zwischen 1997 und 2005) genetisch stark verändert (vgl. Kap. C 5.1), so dass ältere Protokolle (Primer und Sonden) nicht mehr zuverlässig sind.

Für die Erstuntersuchung in nicht spezialisierten Laboren sollte zumindest sichergestellt werden, dass die verwendeten Primer die Kladen 1 und 2, einschließlich Subkladen 2.1 bis 2.3, zuverlässig detektieren. Geeignete Protokolle für die klassische RT-PCR sind publiziert [421, 468, 505, 506]. ***Spezialisierte Labore sollten von einem WHO-Referenzlabor das jeweils aktuelle Primerset für alle zirkulierenden H5N1-Kladen anfordern***[46].

[46] Die WHO hat für die Diagnostik von H5-Subtypen eigene Referenzlabore ausgewiesen, s. http://www.who.int/csr/disease/avian_influenza/guidelines/referencelabs/en/index.html.

Eine orientierende Unterscheidung in HPAI- und LPAI-Stämme ist durch Sequenzierung der HA-Spaltstelle möglich. Allerdings gibt es auch LPAI-Viren mit multibasischer HA-Spaltstelle, weshalb zur Bestätigung immer der Tierversuch erforderlich ist.

Daneben stehen auch Protokolle für die **Echtzeit-PCR** zur Verfügung [501, 507, 508]. Auch hier ist eine orientierende Unterscheidung zwischen LPAI- und HPAI-Stämmen möglich [509].

Jeder Nachweis eines HPAI-Virus in nicht endemischen Situationen muss durch das Nationale Referenzlabor (NRL) und von einem WHO-Referenzlabor bestätigt werden.

5.5.5 Serologie

Spezifische Antikörper sind etwa 4–7 Tage nach Erkrankungsbeginn im Serum nachweisbar, nach 2–3 Wochen erreichen sie ihre höchsten Titer. Ein vierfacher Titeranstieg des **IgG** im Abstand von 2–3 Wochen gilt als beweisend für die Infektion. Allerdings ist zu beachten, dass bei Patienten, die schon früher Influenza-A-Infektionen durchgemacht haben, parallel zum akuten Geschehen auch die Antikörper gegen das frühere Virus ansteigen können [510]. Falls erforderlich, erlauben die serologischen Teste auch die Überprüfung einer erfolgten Impfung; allerdings treten bei Influenza-A kaum serologische Impfversager auf (trotzdem liegt die Schutzrate durch die Impfung nur bei 70–80%). Zu beachten ist, dass die in aktuellen Testen verwendeten Antigenpräparationen Antikörper früherer Epidemien aufgrund des Antigendrifts nicht mehr erkennen. Kreuzreaktionen zwischen den Influenza-Typen A, B und C können vorkommen und müssen im Zweifelsfall durch geeignete Kontrollen ausgeschlossen werden.

Wegen der Schleimhautlokalisation der Infektion kommt es bei Influenza-A auch zu einem Anstieg von spezifischem **IgA.** Im Gegensatz zu IgG sind IgA-Antikörper bereits wenige Wochen nach der Erkrankung nicht mehr nachweisbar; nur in Ausnahmefällen persistieren sie bis zu einem Jahr (auch nach Impfung). ***Deshalb stellt der (auch einmalige) Nachweis von IgA einen deutlichen Hinweis auf eine akute Infektion dar.***

Wegen seiner geringen Konzentration nach Primärinfektion ist spezifisches IgM für die Routinediagnostik ohne Relevanz. Hinzu kommt, dass bei Reinfektionen mit anderen Subtypen überhaupt keine messbare IgM-Antwort auftritt [511].

Bei Ausbrüchen durch neue Subtypen haben die serologischen IgG-Teste eine gute Spezifität. Sie sind deshalb auch zum Nachweis einer AIV-Zoonose durch H5N1-Asia geeignet. Zusätzlich können sie für epidemiologische Studien genutzt werden.

a) ELISA (indirekter Enzymimmuntest)

Der ELISA (indirekter Enzymimmuntest) [512] eignet sich prinzipiell für die Anwendung in der Routinediagnostik. Meist werden typspezifische RNP- und M2-Antigene eingesetzt. Die kommerziell erhältlichen Systeme sind z.T. zum gleichzeitigen Nachweis von Antikörpern gegen mehrere respiratorische Viren und Bakterien geeignet (z.B. Influenza-A und -B, RSV, *M. pneumoniae*).

ELISA-Systeme zur serologischen Diagnostik der AIV-Zoonose durch N5N1-Asia wurden beschrieben [513–516]. Da ihre Aussagekraft nicht evaluiert wurde, sollten sie jedoch nicht zur Primärdiagnostik eingesetzt werden.

b) Indirekter HHT

Der indirekte HHT war bis vor kurzem das Standardverfahren für den Nachweis von Antikörpern gegen Influenza-A und wird in der Veterinärmedizin noch umfangreich genutzt [506]. Er ***ist sensitiver als die KBR und besitzt eine hohe Spezifität bei der Identifizierung humaner und aviärer Stämme*** [517, 518]. In der Humanmedizin wird er aufgrund des hohen Aufwands hauptsächlich in der serologischen Surveillance und für Impfstoffstudien eingesetzt. Durch den selektiven Nachweis von gegen HA gerichteten Antikörpern können stammspezifische Antikörper gut diskriminiert werden. Ein weiterer Vorteil besteht darin, dass HHT-Titer gut mit der Immunprotektion korrelieren (HHT-Titer ≥ 1:40 gelten als schützend).

Die Sensitivität für aviäre Influenzaviren (H5, H7) ist hoch und kann durch Verwendung von Pferdeerythrozyten gesteigert werden [519]. Der indirekte HHT kann – neben der sensitiveren Mikroneutralisation – für die ergänzende Diagnostik von AIV-Zoonosen eingesetzt werden, insbesondere wenn direkte Virusnachweise nicht möglich sind.

c) Neutralisationstest

Der vor 70 Jahren entwickelte Neutralisationstest (NT) [520] ***ist nach wie vor der Goldstandard in der serologischen Influenzadiagnostik.*** Er wird insbesondere als Bestätigungsreaktion in schwierigen Fällen und für den Nachweis wenig charakterisierter Influenza-A-Viren (z.B. AIV-Zoonosen oder neue humane Subtypen) empfohlen.

Der Test wird heute als **Mikroneutralisationstest** [513, 514] in 96-Well-Platten durchgeführt (früher wurde pro Ansatz eine ganze Kulturflasche eingesetzt). Das Testprinzip beruht auf der Vorinkubation eines definierten Referenzvirus mit dem zu untersuchenden Serum und der anschließenden Inokulation eines geeigneten Wirtssystems (Zellkultur, embryoniertes Hühnerei, Versuchstier). Bei Vorhandensein spezifischer Antikörper wird die Infektiosität des Referenzvirus ganz oder teilweise neutralisiert.

Der NT detektiert (wie der indirekte HHT) vornehmlich Antikörper gegen HA und ist deshalb zum Nachweis funktioneller, stammspezifischer Antikörper sehr gut geeignet. Hohe NT-Titer korrelieren gut mit immunologischer Protektion (etwas zuverlässiger als beim HHT). Ein weiterer Vorteil ist, dass zum indirekten Nachweis neuartiger Viren ein NT etabliert werden kann, bevor gereinigte Virusantigene zur Verfügung stehen.

Zum Nachweis von Influenza-A-Viren wird der NT üblicherweise in MDCK-Zellen durchgeführt, die mit einer definierten Menge des Referenzvirus und stufenweise verdünntem Testserum inokuliert werden [506, 521, 522]. Nach 3–4 Tagen kann die Neutralisation des CPE („Neutralisation") mikroskopisch beurteilt werden. Alternativ kann die Virusreplikation durch Bestimmung von viralem Antigen im Kulturüberstand mittels ELISA detektiert werden [516]. Die Ablesung kann hier bereits nach 2 Tagen erfolgen, zusätzlich ist die Sensitivität höher als bei der visuellen Beurteilung des CPE. Insbesondere bei niedrigen Antikörpertitern (Immunsupprimierte, schwere Fälle von AIV-Zoonose) ist dieser Methode der Vorzug zu geben. WHO und CDC empfehlen den Mikroneutralisationstest zum Nachweis von Antikörpern gegen H5N1-Asia [468, 523].

Bei Verdacht auf Influenza-A-Viren der Risikogruppe 3 (HPAI-Viren, nicht zirkulierende humanpathogene Stämme einschließlich Virus der Spanischen Grippe) muss der NT unter der **Schutzstufe 3** mit den zusätzlich empfohlenen Maßnahmen (vgl. Kap. C 5.3) durchgeführt werden.

d) Weitere serologische Methoden

Die **KBR** ist grundsätzlich zur serologischen Diagnostik der Influenza A geeignet [477]. Da sie jedoch bezüglich ihrer Spezifität und Sensitivität hinter dem indirekten HHT und dem ELISA zurückbleibt [518], wird sie ***in der klinischen Diagnostik nicht mehr empfohlen.***

Mittels **Agar-Gelpräzipitationstest (AGPT)** können Antikörper gegen genusspezifisches RNP oder M2-Antigen detektiert werden [506]. Hierbei diffundieren in einem Agar mit hoher Salzkonzentration ein Referenz-Antigen und das Testserum einander entgegen. Als Kontrolle diffundiert ein positives Serum von einem dritten Startloch aus ebenfalls auf das Antigen zu. Im positiven Fall entsteht eine Präzipitationslinie (Antigen-Antikörper-Komplex), die zwischen dem Kontrollserum und dem Testserum kontinuierlich verläuft. Der AGPT wird in der Veterinärmedizin als orientierender Schnelltest zur Genusdiagnose eingesetzt. In der Humanmedizin hat er aufgrund der Verfügbarkeit von POC-Antigenschnelltesten keine Bedeutung.

Der **indirekte IFT** kann prinzipiell zur serologischen Diagnostik der Influenza-A eingesetzt werden; brauchbare Protokolle sind publiziert [477]. Jedoch spielt er aufgrund seines technischen Aufwands und der geringen Spezifität in der klinischen Diagnostik keine Rolle.

Auch der **Western-Blot** kann zum Antikörpernachweis eingesetzt werden [514, 515]. Seine Anwendung ist jedoch auf wissenschaftliche Fragestellungen beschränkt.

5.5.6 Kritische Wertung

Eine Zusammenstellung der wichtigsten Methoden zeigt Tabelle 40.

Die klinische Akutdiagnostik der Influenza wurde durch die Verfügbarkeit der Antigen-Schnellteste (POC-Teste) wesentlich verbessert. Der frühe Nachweis von Influenzaviren (Typ A und B) ermöglicht den rationellen Einsatz antiviraler Thera-

pie, vermeidet unnötige Antibiotikagaben und hilft bei ggf. erforderlichen Entscheidungen zur Isolation der Patienten. Zu beachten ist allerdings, dass aufgrund der nicht zuverlässigen Spezifität bei niedriger Prävalenz (interpandemische Situation) häufig (> 30%) *falsch-positive* Resultate auftreten [487]. In Pandemiephasen (Prävalenz > 30%) dagegen verursacht die relativ geringe Sensitivität gehäuft *falsch-negative* Resultate (bis zu 30%). ***Die POC-Teste sind am zuverlässigsten, wenn erhöhte Influenzaaktivität besteht und nur Patienten mit influenza-like illness (ILI) untersucht werden; für „Screening-Untersuchungen" sind sie nicht geeignet. In jedem Fall sollten im Labor Bestätigungsteste (z. B. direkter IFT) zur Verfügung stehen und auch genutzt werden,*** insbesondere wenn POC-Teste bei hoch verdächtiger klinischer Symptomatik negativ ausfallen.

Zur definitiven Diagnostik sollten bei jedem neuen Auftreten der Influenza-A einige Proben durch Anzucht und Subtypisierung im Referenzlabor charakterisiert werden. Einzelheiten regeln die vom RKI festgelegten Regeln für die Surveillance.

Eine besondere Herausforderung stellt die Diagnostik neuer und nicht zirkulierender Subtypen dar (einschließlich HPAI-Infektionen des Menschen). ***Die verfügbaren Antigen-Schnellteste sind mit hoher Wahrscheinlichkeit in der Lage, auch bei neuen Subtypen das Genus Influenza-A zu detektieren; jedoch ist mit verminderter Sensitivität und Spezifität zu rechnen.*** Deshalb ***ist in diesen Fällen die parallele Untersuchung mittels zuverlässigerer Antigenteste*** (insbesondere direkter IFT) ***unumgänglich.*** Zugleich sollte der kulturelle Nachweis versucht werden, um fragliche IFT-Resultate interpretieren zu können und eventuelle neue Subtypen oder Driftmutanten nicht zu übersehen. Hierbei sollten auf jeden Fall die von der WHO empfohlenen MDCK-Zellen (und ggf. weitere) eingesetzt werden, um die Resultate international vergleichen zu können. Bei neuartigen HPAI-Viren sollte parallel zur Zellkultur die Anzucht im embryonierten Hühnerei versucht werden, da einige aviäre Viren hier besser wachsen. Mit Hilfe der Anzucht und nachfolgenden PCR- und Sequenzanalyse kann die wichtige Mutation *H274Y* detektiert werden, die mit Resistenz gegen Oseltamivir assoziiert ist. In Zukunft ist die Entdeckung weiterer, gegen NA-Inhibitoren resistenter Genotypen zu erwarten, was die Bedeutung der Virusanzucht zusätzlich unterstreicht.

Tabelle 40: Geeignete Materiale und Untersuchungsmethoden für Influenza-A-Viren

Methode	Geeignetes Material	Dauer	Bemerkungen
EM	Respiratorische Proben, Stuhl*	2 Tage	> 10^5 Viren erforderlich. Keine Identifizierung des Genus
Zellkultur (konventionell)	Respiratorische Proben, Serum*, Stuhl*	3–10 Tage	Sehr hohe Sensitivität und (mit nachfolgender Identifizierung) Spezifität
Shell-vial-Kultur	Respiratorische Proben, Serum*, Stuhl*	1 Tag	Sensitivität und Spezifität fast wie konventionelle Zellkultur

Tabelle 40: Geeignete Materiale und Untersuchungsmethoden für Influenza-A-Viren (Fortsetzung)

Methode	Geeignetes Material	Dauer	Bemerkungen
Embryonierte Hühnereier	Respiratorische Proben, Serum*, Stuhl*	3 Tage	Sehr hohe Sensitivität und (mit nachfolgender Identifizierung) Spezifität. Für einige AI-Viren besser geeignet als Zellkultur
Direkter IFT	Respiratorische Proben, Kulturmaterial	2–4 h	Genotypisierung und HA-Subtypisierung. Höhere Sensitivität und Spezifität als Schnellteste
Direkter HHT	Kulturmaterial	1–2 Tage	HA-Subtypbestimmung
NAI	Kulturmaterial	1–2 Tage	NA-Subtypbestimmung, Resistenztestung gegen NA-Inhibitoren
Antigen-Schnellteste	Respiratorische Proben	< 30 min	Nur bis zum 3. Krankheitstag, keine Subtypen-Differenzierung, mäßige Sensitivität und Spezifität. Sensitivität und Spezifität bei AI-Viren nicht evaluiert
RT-PCR	Respiratorische Proben, Serum*, Stuhl*	1 Tag	Sensitivität und Spezifität ähnlich wie Kultur. Genetische Resistenzbestimmung für Oseltamivir. Hohe Variabilität der AI-Viren beachten
Echtzeit-RT-PCR	Respiratorische Proben, Serum*	2–4 h	Sensitivität und Spezifität ähnlich wie Kultur
ELISA (indirekt)	Serum	> 2 wk	Serumpaar erforderlich. Keine Subtypspezifität. Nicht für AI-Viren evaluiert
Indirekter HHT	Serum	> 2 wk	Serumpaar erforderlich. Subtypenbestimmung möglich. Aussage zur Immunität. Auch für AI-Viren
NT	Serum	2–4 Tage	Beste Sensitivität und Spezifität für Antikörper. Aussage zur Immunität. Auch für noch nicht charakterisierte Viren.

* Nur bei HPAI-Viren. h = Stunde ; min = Minute ; wk = Woche

Die RT-PCR, insbesondere in der Durchführung als Echtzeit-PCR, ist bei qualifizierter Durchführung der Zellkultur in der Spezifität inzwischen ebenbürtig und in der Sensitivität sogar überlegen. Speziell bei Patienten mit sehr niedriger Viruslast (chronische Lungenerkrankungen, Immunsupprimierte) konnten Influenza-A-Viren mittels RT-PCR in einigen Studien sogar zuverlässiger nachgewiesen werden als in der Zellkultur [524].

Allerdings ***sollten die neuerdings in großer Zahl verfügbaren PCR-Protokolle nicht dazu verleiten, in Zweifelsfällen auf die Virusanzucht und Subtypbestimmung mittels HHT sowie ggf. weitere Untersuchungen zu verzichten.*** Insbesondere aviäre Influenza-A-Viren weisen hohe Mutationsraten auf (häufiger Wirtswechsel), wobei neue Kladen der PCR-Detektion entgehen können. Auch die Differenzierung von

HPAI-Viren gegenüber LPAI-Viren darf höchstens orientierend anhand der PCR bzw. RNA-Sequenz vorgenommen werden. Auch LPAI-Viren können polybasische Aminosäuren an der HA-Spaltstelle aufweisen.

In Deutschland wird die Diagnostik bis einschließlich der H5-/H7-Subtypisierung üblicherweise in spezialisierten Landeslaboren durchgeführt, die Differenzierung zwischen HPAI- und LPAI-Viren erfolgt im Nationalen Referenzlabor (NRL). Bei dringendem Verdacht auf AIV-Zoonose oder Geflügelpest sollte die Probe von vornherein parallel an das NRL geschickt werden, um keine Zeit zu verlieren (vorher bietet sich im Fall der Geflügelpest der Ausschluss von Newcastle-Disease-Virus an). Die definitive Bestätigung des Erregers und weitere immunologische und genetische Charakterisierung erfolgt dann in einem der vier *WHO Collaborating Centers.*

Nationales Referenzzentrum für Influenza:
Robert-Koch-Institut
FG 12 – Virale Infektionen
Nordufer 20
13353 Berlin

Nationales Referenzlabor für Geflügelpest:
Friedrich-Loeffler-Institut
Institut für Virusdiagnostik
Boddenblick 5a
17493 Greifswald – Insel Riems

WHO-Referenzlabor für H5-Diagnostik:
WHO Collaborating Centre for Reference and Research on Influenza
National Institute for Medical Research
The Ridgeway
Mill Hill
London NW7 1AA
United Kingdom